腰・肩・頭・
目・胃腸が
すっきり!

15秒背骨体操で不調が治る

15
seconds

松岡博子
アピア均整院代表

さくら舎

はじめに
背骨は最大のキーマン！

私のところに来られる方々の悩みはいろいろです。

腰が痛い、肩が痛い、首が痛い、膝《ひざ》が痛い。

息が苦しい、電車に乗れない、人混みがダメ。

がんからの回復のために、糖尿病を治《なお》すために。

妊娠したい、子宮内膜症の痛みを何とかしたい。

じつにさまざまな訴えをもたれて、来院されます。

大病院でしたら、それぞれかかる診療科が異なり、そこには専門医がいます。それなのに、どうしてこれだけ多種多様の不調に対応できるのか。

私がおこなうのは、日本で生まれた身体均整法という手技療法です。からだを観察し、手で触れ、背骨のゆがみをととのえ、からだのバランスをとっていく、それだけで、みなさんが楽になっていきます。

腰、肩、首などの痛みは、炎症を起こしている部位の筋肉、関節をきちんとととのえると楽になるのは、われわれ整体業として当然のことと理解されます。

息が吸いにくい、パニックになりやすいといった心理的な不調も、背骨のゆがみとしてあらわれています。固まったように硬くなった背骨を丁寧《ていねい》にほぐしていくと、みるみる息が吸えるようになります。

体力が低下した、食事をすると胃がむかむかするといった内臓不調も、背骨に出ています。

それぞれの不調には、それと合致した背骨の表情がありますので、背骨を見れば不調はわかり、すべての不調は背骨で治るのです。

ところで、ここ近年、背骨全体の湾曲《わんきょく》がなくなっている人が多いことが心配です。第1章でくわしく書きますが、まっすぐな背骨がいいと思っている方がいらっしゃると思いますが、そうではないのです。いい背骨は、湾曲しているのです。

その大切な背骨の湾曲がなくなっているのです。しなやかな柳のような動き、運動の振動を分散させ、重い頭をささえ、二足歩行をさせるための湾曲がなくなってしまっています。これは現代病です。

テレビから始まって、パソコン、スマートフォン、目に光を入れつづける生活、汚れた空気、忙しすぎる生活、激しすぎるストレスが、背骨の湾曲を消してしまっています。

一方で、ねこ背の人も数多く見受けられます。背骨の湾曲が強い方ですが、こちらも肩こりなどの不調を招きます。

私は毎日、不調に悩む方の背骨をさわり、一つ一つの背骨のゆがみを直し、背骨の湾曲をととのえています。しかし、からだは悪い形を覚えていて、放っておくともとに戻ってしまいます。その悪い癖《くせ》を変えるには、自分の気持ちが大切になります。

私がおこなっている身体均整法には、自分で湾曲をととのえる方法が提唱されています。それが「15秒背骨体操」です。

1日2回。たった15秒ずつ。それを続けることで、あなたの痛みが、不調が消え、健康と若さが持続します。

背骨こそが、人のからだの軸《じく》となるものです。運動系、神経系、免疫系《めんえきけい》、血流、すべての軸になっています。この背骨のはたらきを上手にととのえるのが、背骨の生理的湾曲。

背骨の湾曲をととのえるこの「一生ものの体操」を、いつも「癖」にしておこない、「悪いからだの癖」をなくしてください。

それに加え、あなたのからだの弱点を補強し、さらに効果をあげる体操をご紹介しますので、ご自分のからだのあり方に合わせて、毎日のルーティンをつくってください。

松岡博子《まつおかひろこ》

◆目次

はじめに――背骨は最大のキーマン！　1

第1章　不調や病気は背骨に出て、背骨で消える

理想の背骨
S字の秘密　18
めぐりのいいからだにする法
めぐりのもとを探す　22
背骨が全身を管理している
神経マップの読み方　24
風邪をひくと背骨は曲がる、治ると伸びる
病気特有の姿を知る　26
目の酷使がもたらしていること　27

食習慣も影響　28
正座ができない人の背骨　30
ねこ背にもタイプがある
知らないうちに首ねこ背　32
背中ねこ背は胃腸に負担　35
背骨がまっすぐだと精神が疲れる　35
「年をとると背骨が曲がる」を簡単に治す法
老化は背骨から始まる　37
ボケない背骨　38
ブルドッグ顔にならないために　40
いい背骨を手に入れるために
自分のゆがみを知る　41
仙骨に柔軟性をつけるには　44
しなやかな背骨で生きる
背骨が人の軸をつくる　46

軸ができると見た目がよくなる　47
背骨でする健康チェック　48
背骨が硬い人が注意したいこと　49

第2章　万能！　15秒背骨体操

たった15秒でいい背骨をつくる体操
からだはととのいたがっている　52
なぜ効果がすごいのか　56
変わってくるからだの変化を楽しむ
1日に2回、気持ちよさを味わう　57
前屈がしやすい人へ　58
後屈がしやすい人へ　60
病気をよせつけないからだに　60
いいことがいっぱい　61

私たちは15秒背骨体操を続けています
ぎっくり腰になりそうで怖い　63
ずっと肩こりがつらい　65
膝痛で長く歩けない　67
胃弱、胃痛に悩まされている　70
むくみ体質が治らない　72
便秘気味で疲れやすい　74
慢性疲労が心配　76
からだがゆがみ、片足があがらない　79
背骨をよくするサポート体操がある
15秒背骨体操を強化する体操　81
坐骨ゴロゴロ体操で背骨の前後の動きをよくする
骨盤のさびとりにも　83
胸椎11番体操で背骨をやわらかく動かす
魚のように泳ぐイメージで　86

仙骨たたきで左右のブレをととのえる
肩こりの解消も 90
水平バランスで背中の筋肉を強くする
インナーマッスルがつく体操 93
開脚ワイドスクワットで転ばない筋肉をつける
下半身の筋力アップ 97
足ふり体操で股関節まわりを強化する
運動以上の筋トレ 100

第3章 つらい痛みが消えていく15秒背骨体操

痛みをとる秘策
原因不明の痛みが大多数 106
こんがらがったからだ 107
痛みの迷路から抜けでる近道 108

腰痛を15秒背骨体操で治す
20度の角度問題 109
痛まないようにする工夫 110
肩こり、首こりを15秒背骨体操で治す
からだの片側に緊張がある 111
もんでも、ほぐしても治らない 112
頭痛を15秒背骨体操で治す
片頭痛か緊張型頭痛か 114
思いもかけない頭痛のルーツ 115
膝痛を15秒背骨体操で治す
なぜ膝は治りにくいのか 117
骨盤にある仙腸関節がポイント 118
目の不調を15秒背骨体操で治す
手足の動きが目にも好影響 121

第4章　老けないからだになる15秒背骨体操

動きのない背骨が3つ並んだら病気です
背骨は毎日体調を語っている　124
動いてこそ人間　126
血圧や内臓の異常も15秒背骨体操で治す
大股で歩けなくなったら　128
消化器に不調がある人へ　129
目や耳の不調、心の不調にも15秒背骨体操
老眼対策にも有効　131
耳鳴りをなくすには　132
味覚障害には速効法がある　132
めまいは消える　133
のどのトラブルの治し方　134
腎臓疾患や膀胱炎には　134

生殖器の疾患には　135
生理痛は薬に頼らない　136
精神的につらいときこそ出番　136
若いからだをキープする
これがわたし？　138
高級な化粧品以上の力を発揮　139
気持ちがドキドキしなくなる　141
頑固になったと思ったら
頭が疲れるのは　142
優柔不断になったと思ったら
二度寝のサイン　144
ボケの前兆　145
「背骨力」で若返る
顔のシワとさよなら　146
顔も背骨で変わる　147

下半身デブはＮＧ　148
体重が落ちない理由　149
ねこ背に似合う服はない
姿勢に年が出る　150
膝の間をチェック　151
20歳のおへそはウエストラインにある　151

15秒背骨体操で不調が治る

腰・肩・頭・目・胃腸がすっきり！

第1章

不調や病気は背骨に出て、背骨で消える

理想の背骨

S字の秘密

私たちが話をしたり、本を読んだりできるのは何のおかげでしょう？　脳のおかげでしょうか？

いいえ、その前に背骨のおかげです。背骨は縁《えん》の下《した》の力持ちです。

背骨がどんなに大切か、それをわかっている人がどれだけいるでしょう。

背骨はからだの状態を脳に伝える大きな管です。からだのすみずみまで神経は網羅《もうら》しています。もちろん内臓のすみずみまで。その神経がそれぞれの部分から脊髄《せきずい》にはいって脳神経に到達し、痛い、熱い、苦しいと知覚します。

からだの状態は脳で感知し、その通り道は背骨です。指でさわった背骨の状態が、からだの状態を教えてくれます。

背骨はまっすぐなのがいいと誤解していませんか？　じつはナチュラルにゆるやかなＳ字をつくっている背骨が健康な背骨です。どうしてそうなのでしょう？

人類が四つ足から二本足になったときに、背骨は立ちあがりました。それは、これまでにない能力をもつ「人間」を手に入れることでした。

背骨を接続しなおし、骨盤《こつばん》と肩甲骨《けんこうこつ》の形を変え、走りやすい足と、つかみやすい手を身につけ、なにより立ちあがることで、大きな脳を手に入れることができました。

四つ足では脳の大きさは限られます。脳をささえる首が重さに耐えられないからです。二本足ですと、背骨全体でバランスをとりながらささえます。７個の首の骨ではなく24個の背骨で地球の重力に対してバランスをとります。

こうして重いものもささえることができるようになり、脳は大きくなってきました。脳が大きくなるにつれ、人はそのほかの動物のあり方とは離れて、特別な存在として発達してきました。それをささえていたものは何だったのでしょう？

背骨全体のバランスで重い脳を保持する、背骨の微妙な動きです。立ちあがった蛇《へび》のように倒れもせず、傾きもせず、バランスをとるための生理的湾曲が出現してきたのです。どうでしょう？　あなたの背骨、このごろ硬くなってはいませんか？

理想の背骨

人のからだの骨は全部で約200個。そのうち背骨は24個

椎骨《ついこつ》という骨がブロック状になり背骨を形成

各椎骨の間には椎間板《ついかんばん》という軟骨があり、クッションの役目を果たす

後ろから見ると背骨はまっすぐ

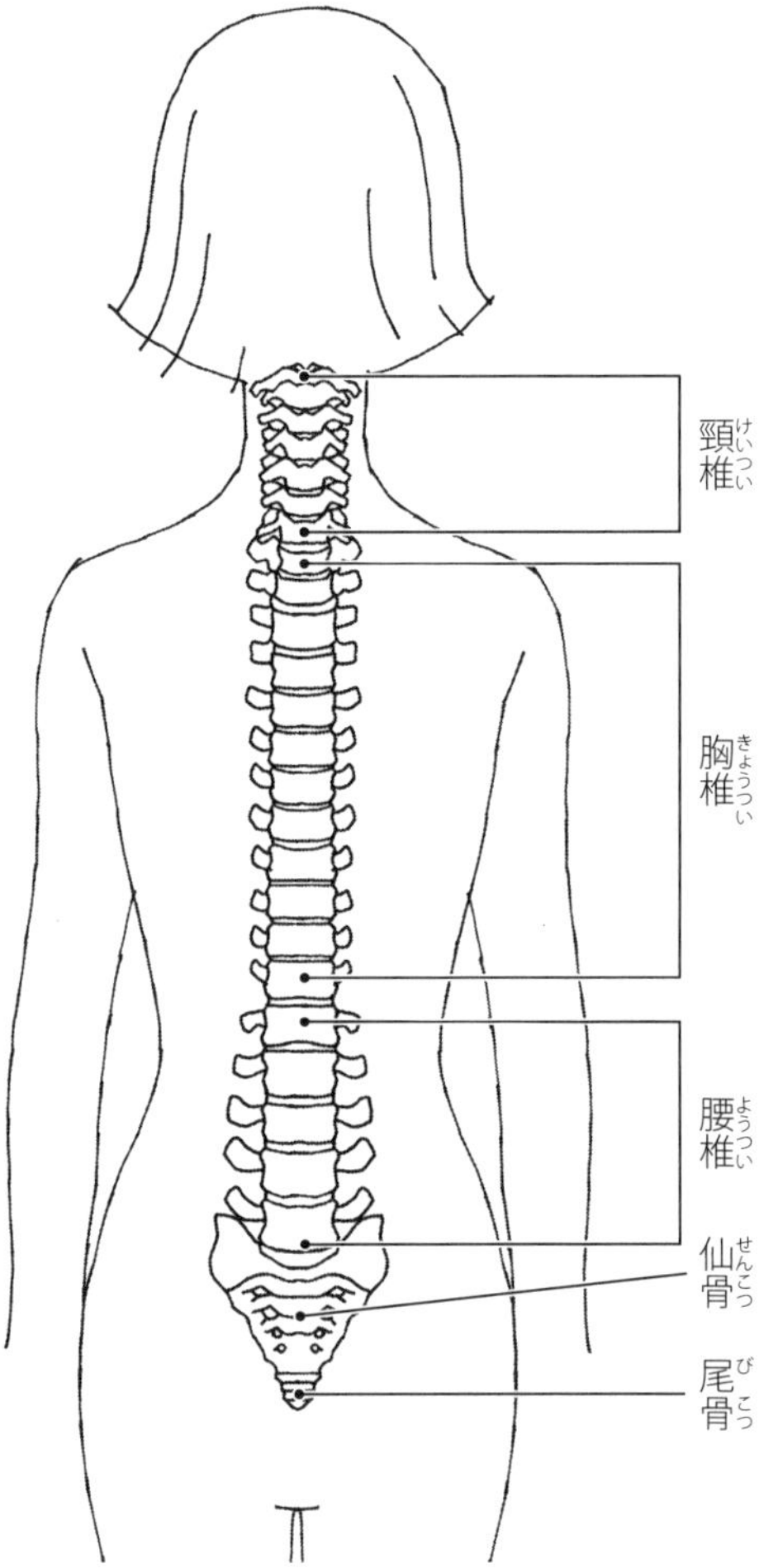

生理的湾曲

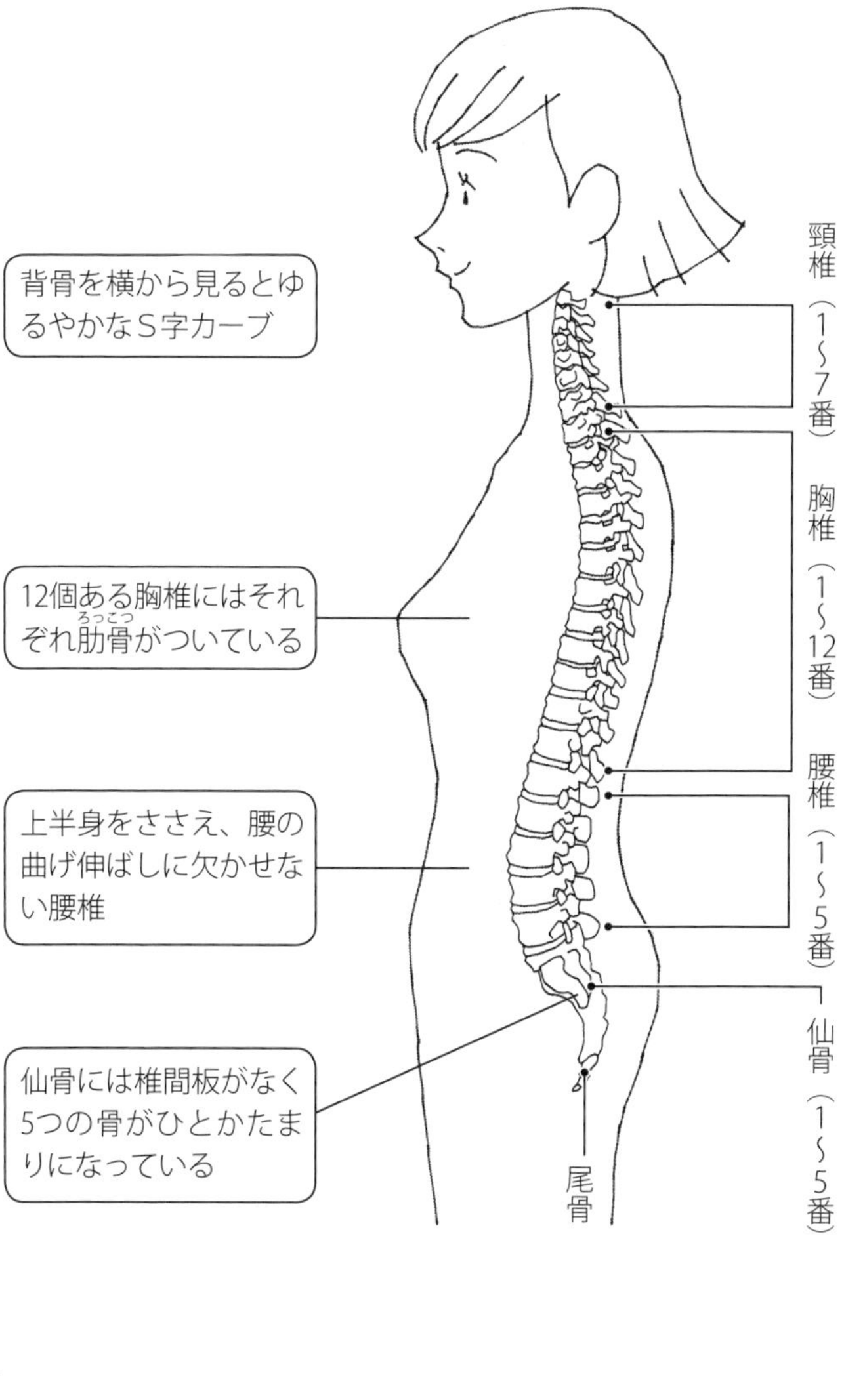
背骨を横から見るとゆるやかなS字カーブ
12個ある胸椎にはそれぞれ肋骨《ろっこつ》がついている
上半身をささえ、腰の曲げ伸ばしに欠かせない腰椎
仙骨には椎間板がなく5つの骨がひとかたまりになっている
頸椎（1～7番）
胸椎（1～12番）
腰椎（1～5番）
仙骨（1～5番）
尾骨

めぐりのいいからだにする法

めぐりのもとを探す

肩の張る人っていますよね？　どうも苦手《にがて》。長時間対面していると、頭がぐったりしてしまう。そういう人のいる会合、集まり、会議もたいへんです。

長時間パソコンの画面に向かって、息をつめるようにしてお仕事。頭はもとより、肩も背中もバリバリになる。腰も伸びません。

頭が疲れると、からだ全体の柔軟性がなくなります。

仙骨《せんこつ》は背骨につながる骨盤の中心にある骨です。硬膜《こうまく》という脳をつつんでいる膜は、背骨の中を通り腰にある仙骨まで伸びています。そのため、後頭部と仙骨の動きには深い関係があります。頭の固い人は、腰も硬いといわれるゆえんです。

背骨の中を通っている脳脊髄液《のうせきずいえき》は、脳圧を安定させ、また中枢《ちゅうすう》神経を保護する重要な役目をになっています。

背骨の動きが悪いと、脳脊髄液の生成や流れに弊害《へいがい》が起きます。どことなく疲れる、どことなくだるいから始まり、さまざまな面で抵抗力のなさを感じてきます。

背骨の動きは、免疫《めんえき》機能にまでかかわっているのですね。

また、単純作業が、心の苦しみを消してくれることは知られています。

ひたすら雑巾がけをする、洗いものをする、トイレをピカピカに磨《みが》きあげる。なんでもいい。考えることなく、ひたすらからだを動かしつづけると循環《じゅんかん》がよくなるからです。流れがとどこおらないこと、循環することはとても大事なことです。

足首を反《そ》らすそれだけの小さな動きが、波紋が広がるようにからだ中に広がっていきます。筋肉の小さな動きが起点となって、リンパ、血液がからだ中をめぐりはじめる。めぐりがあることが、からだにはいちばん大切なことです。

足の小さな動きがめぐりめぐって背骨の動きをつくり、頭を楽にさせていきます。

体内リズムが回復してきて、昼夜の感覚、食欲、排便、そのような単純な生理感覚が戻れば、精神もぐっと楽になります。

そのめぐりのもととなるのが、背骨の生理的湾曲《わんきょく》をつくることなのです。

背骨が全身を管理している

神経マップの読み方

背骨の中を通るのは脊髄神経です。脊椎《せきつい》（つまり背骨のことです）を形成する個々の椎骨《ついこつ》から脊髄神経が、からだ中に伸びています。

伸びている先が自分の担当エリアですね。担当さんのいないエリアはありません。すべての脊髄神経は、どの骨から出るかによって番号がつけられています。その番号と担当エリアを示したものが、25ページのデルマトーム（皮膚知覚帯）です。

皮膚の知覚神経、筋肉の運動神経は、こうして全身にはりめぐらされています。頸神経（8対）、胸神経（12対）、腰神経（5対）仙骨神経（5対）、尾骨神経（1対）です。

こうして、全身の皮膚感覚は一ヵ所の漏れもなく脳に伝えられ、筋肉の運動を起こすための情報も、漏《も》れなく、すばやく伝えられるのです。だから背骨は大事なのです。

デルマトーム

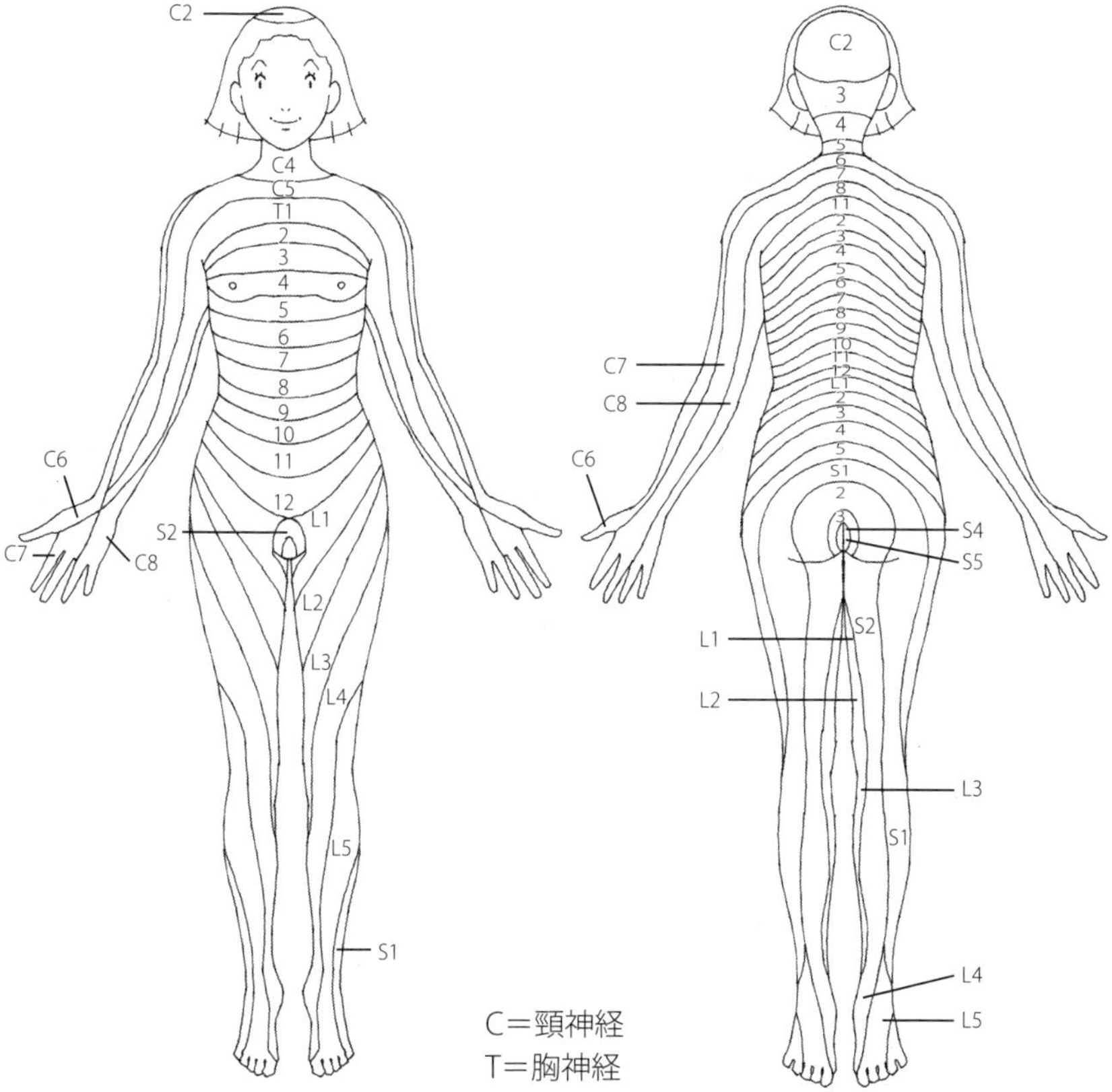

C＝頸神経
T＝胸神経
L＝腰神経
S＝仙骨神経

風邪をひくと背骨は曲がる、治ると伸びる

病気特有の姿を知る

風邪《かぜ》をひいて、高熱で食事ものどを通らないのに、颯爽《さっそう》と背骨を伸ばして歩ける人はいません。腹痛だと、からだは反《そ》らせません。

腰が痛い人は、腰が動かないようにすり足になります。腰が痛い人でも、上部腰椎の故障か、下部腰椎の故障かで歩き方が違います。

病気にはその病気特有の姿があります。

身体均整法の施術《せじゅつ》を積み重ねてくる過程で、さまざまな病気とその姿の関係が明らかになっています。ウインドーや鏡に映った自分の姿で、次のような傾向があるときには、ちょっとご注意を。

高血圧の人は右肩があがり、首と背中のつけ根が盛りあがっています。

糖尿病の気《け》がある人は、左肩をあげています。肩甲骨あたりでねこ背にもなっています。

この病気の姿を、本来の健康な姿に戻すことで、治療の効果をあげようとするのが、身体均整法の考え方です。

からだを部分ではなく、全体から見る。全体をととのえることで、最終的に苦しみをとり除く。この本で提唱する「15秒背骨体操」も、そういうところに位置しています。

なによりも大切なのは湾曲です。湾曲がなければ、背骨の本来の動きをとり戻すことができません。

目の酷使がもたらしていること

いまどきの暮らし方の傾向からいえるのは、背骨の湾曲にいちばん影響があるのは「目」です。背骨と頭は連動しています。目の疲れが、背骨のまわりの筋肉に影響して、背骨を緊張させたり、弛緩《しかん》させたりします。

私のところにいらっしゃる方からのお話。

「このごろダウンロード版の小説に夢中になって。通勤中にスマホで読んで、職場では、パソコンに向かって、また帰り道もスマホで、帰宅したら、スマホは目に悪いとパソコンで見るけど、考えたら、トイレ、入浴、食事以外は画面を見ている。片道1時間半の通勤が早く感じられるのはいいのですが、ちょっとからだにはまずいですよねぇ」

こんなことをいわれましたが、たしかに背骨は硬く、背中も首も凝《こ》り固まった状態です。この方の訴えは、激しい頭痛です。

まず目を大切にしましょう。

食習慣も影響

次に食習慣。いつ、何を食べるかによっても、背骨に影響があります。

食事時間が遅くなっていませんか？　夜9時10時がふつうになっているとしたら、これは変えなくては。

胃に負担をかけ、消化力を使えば、背骨は側湾《そくわん》します。胸椎5番から12番までの左が上方にあがります。遅い時間に食事をとれば、背骨が大きく曲がったまま寝ないといけなくなります。そうなると、その形が固定化します。

どうしてもその時刻でしか食べられないのなら、寝る前の食事の量を控えめにしたほうがいいでしょう。

何を食べるかも大事です。

脂肪質を食べすぎると、背骨の際《きわ》に脂がたまります。「まさか！」と不思議に思われるでしょうが、これは私の経験知なのです。

毎日たくさんの背骨の際を指で探っています。背骨の際にはいろいろな情報がはいっています。毎月定期的に診《み》させてもらっている背骨の場合は、違いがよくわかります。ひまし油ダイエットが流行《はや》ったときには、背骨の際にゼリー状の層ができていました。

食事内容によっても背骨に違いが出てきます。

いい食事は、いい背骨の湾曲をつくります。では、いい食事って何でしょう？

自宅でつくった野菜を自宅で調理して食べている農家の方は、ご家族全員の背骨が柔軟です。腰が痛い、風邪をひいた、疲れたといわれても、すぐに背骨の矯正《きょうせい》ができてしまい、すぐに元気になります。うらやましいほどです。

このような食事ができる環境に恵まれた暮らしは、誰にでもできるものではありませんが、できるかぎり産地がはっきりしている素材を、自宅で調理して食べることが大切です。

正座ができない人の背骨

座り姿勢。仙骨座りをしてはいませんか？

足を目いっぱい前に出して、パンダのように椅子からずり落ちるような座り方です。電車でいちばん迷惑な座り方ですよね。こんな座り方をする若い男子は顔がよくてもダメ、すぐにねこ背になって持続力がなくなりますから。

学生なら成績が悪い、社会に出てもつらいことがあると逃げだす。根性がない。地球の重力に抵抗なく立っていられない形だから、根が生《は》えない、だから根性がないというのかなとも思います。

きちんとした座り方は、正座が教えてくれるのですが、正座ができる環境が少なくなりました。正座ができない人が増えて、すぐに足がしびれたり、膝《ひざ》を痛めたりします。

骨盤の位置を正確に体軸《たいじく》に合わせれば、正座をしても足がしびれません。その形をそのまま椅子にもってきて座る練習をすれば、根性ある座り方ができますね。体軸を正座に合わせるには、背骨の湾曲が必要なのです。

立ち姿勢はどうでしょう？　おしりが後ろに出ていたり、どちらかに傾いていていませんか？　美しい立ち姿勢を保つためにも、背骨の湾曲が必要です。「15秒背骨体操」の出番です。

ねこ背にもタイプがある

知らないうちに首ねこ背

ねこ背にもいろいろなタイプがあって、首だけが曲がっていることがあります。下を向いている状態ですね。

33〜34ページに、背骨の湾曲をめぐる姿勢を示しましたが、「反り腰」はもちろん、ねこ背でも「首ねこ背」は湾曲の少ない例で起きるものです。

下腰部の骨が可動性をなくすと、生理的湾曲が少なくなって、背骨が鉛筆状にまっすぐなのに、首だけが前に曲がる。

おそらく本人には「ねこ背」という意識はないでしょう。

この首ねこ背の姿勢でいると、呼吸器が圧迫され、喘息《ぜんそく》になりやすくなったり、心臓に悪い影響をあたえます。「15秒背骨体操」で、生理的湾曲をとり戻しましょう。

正しい姿勢

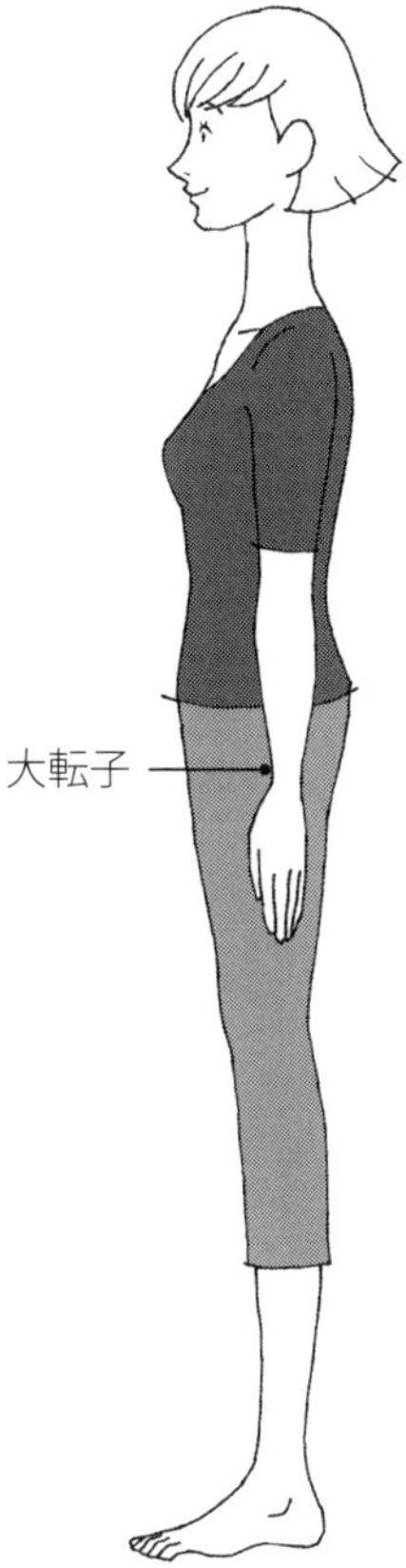

耳の穴、肩関節前面、大腿骨大転子、くるぶしが一直線に並ぶのが正しい姿勢

反り腰の姿勢

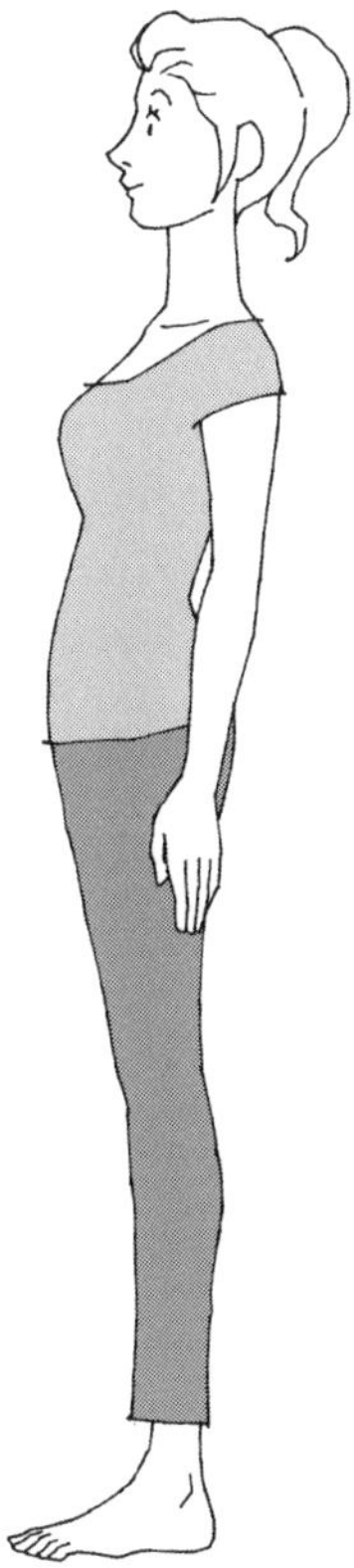

アゴを引き、胸を張った姿勢。平背やフラットバックと呼ばれ、一見姿勢よく見えるが筋肉の負担が大きい

ねこ背の姿勢

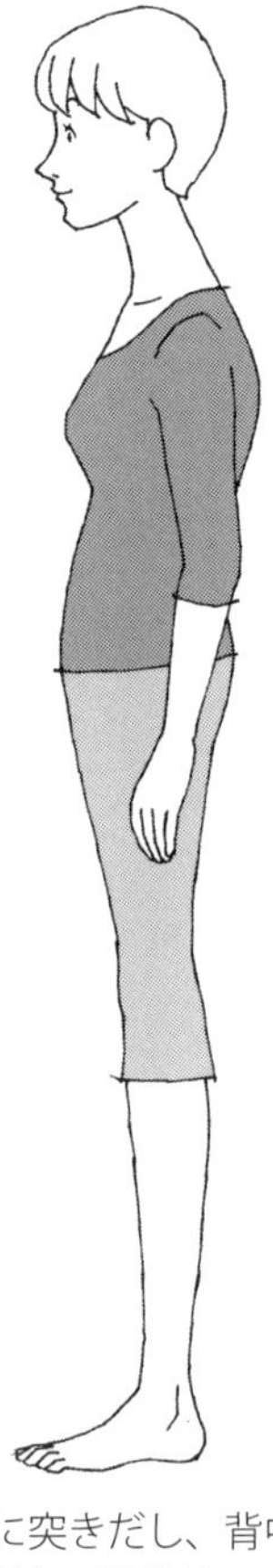

アゴが前に突きだし、背中が丸くなり（後湾）、腰が前に出る（前湾）

首ねこ背

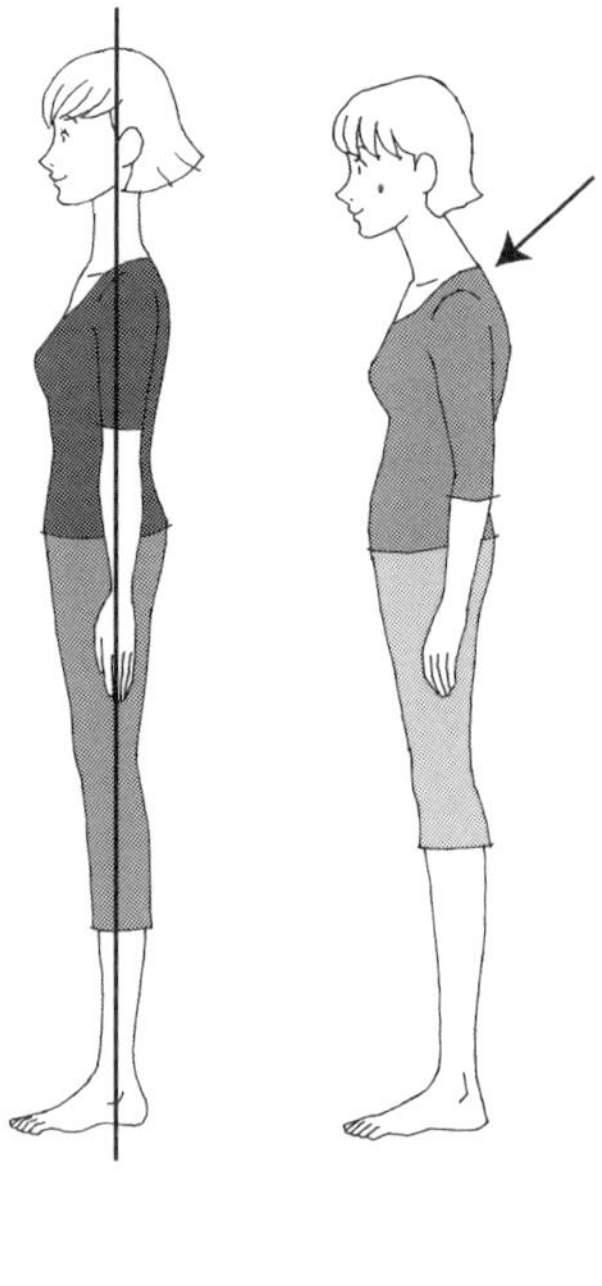

背中ねこ背は胃腸に負担

肩甲骨の下のあたりが丸くなっているのが、背中ねこ背です。お年寄りによく見かけるねこ背ですね。

胃腸に負担がかかる姿勢です。胃の疾患《しっかん》をもっている方は、このねこ背になります。骨盤内の筋力が低下していると、胃下垂をはじめ内臓の下垂、婦人科疾患などを誘発します。これらの疾患をもっている方は、背中ねこ背になりますが、背中ねこ背の癖が疾患を呼ぶともいえます。

姿勢が悪いと感じていたら、「これが疾患のもとになるんだ」と気づいてください。ねこ背になったなと思ったら、あるいは、お友だちから「ちょっと、ねこ背になってるわよ」といわれたら、「これが老化の始まりだ」と思ってください。

さあ、「15秒背骨体操」です。

背骨がまっすぐだと精神が疲れる

生理的湾曲が少ない状態は、一見すると背骨がすっきりして「姿勢がいい」ように見えます。でも、まっすぐすぎる背骨はよくないのです。

まっすぐだと、内臓以上に精神にきます。精神が疲れるのです。

まず運動面から見てみましょうか。歩行時に、足からの衝撃を緩衝《かんしょう》するものがありません。生理的湾曲がないので、背骨は緩衝材としての役目が果たせません。

歩く衝撃が、ダイレクトに脳に響きます。

あまりにもまっすぐの背骨というものは、骨一個一個をつなぐ筋肉が収縮して、やわらかな動きができなくなっている状態です。

前屈後屈がしにくくなり、やわらかな動きができないと頭も動きが悪く、脳も同じ、考え方が頑《かたく》なになっていきます。

まっすぐだと腰痛になりやすく、情緒も不安定になり、精神疾患になりやすいのです。精神疾患の場合、腰痛を併発《へいはつ》する割合がとても多いといわれていますが、問題は背骨にあるのです。

精神が疲れて腰が痛くなる。まっすぐで、いいことはありませんね。

でも、がっかりすることはありません。ちゃんと、背骨が硬い人向けの体操がありますから。さあ、「15秒背骨体操」で理想的な湾曲をとり戻しましょう。

「年をとると背骨が曲がる」を簡単に治す法

老化は背骨から始まる

「年とったかな」とはじめて自覚するのは、下腹が出てきたなと感じるとき。体重はそんなに変わっていないのに、下腹がたるむ。

とりわけ、脇腹の肉がたるんでいるのを見つけたときは、からだに年がにじみでてきたことを、否応《いやおう》なく自覚しますね。

集合写真で自分がわからなかった。顔が大きくなった。アゴがたるむ。

このような現象は背骨のせいです。湾曲がなくなり、骨盤が前傾もしくは後傾したときに起きる現象。老化だからとあきらめないで、背骨をととのえましょう。

背骨の湾曲をつくるのに、さほど時間や体力はいりません。焦《あせ》って１日２時間も運動をすることはありません。

湾曲だけをターゲットにして、トレーニングすれば簡単なことです。

ボケない背骨

このごろ、記憶が飛ぶ、忘れものが多い、頭の中の整理がつかない、と感じるなら、背骨の生理的湾曲がおかしくなっています。それに加えて、背骨の筋力が減っている。そう考えて間違いありません。

ボケは、頭の血流が悪くなって起きるものです。

年をとると、後頭骨と首の骨のつなぎ目の筋肉が硬くなって動きも悪くなっています。高齢になると首が太くなり、首と頭の境がわからない。脳への血流も、それにつれて悪くなり、当然はたらきも悪くなります。

40歳くらいから、骨盤は少し開き気味になります。

左右の寛骨《かんこつ》（腸骨、恥骨《ちこつ》、坐骨《ざこつ》）・仙骨・尾骨の4つの骨で骨盤を構成しますが、ここをささえる筋肉の力がなくなって、骨盤が前傾し、下腹に脂肪がついていきます。

少々の運動をしても、この脂肪はとれません。ダイエットしても効果は出ません。骨盤内のインナーマッスル（深層筋）が問題なのです。

大腰筋《だいようきん》・腸骨筋《ちょうこつきん》・骨盤底筋《こつばんていきん》がいつのまにか、なくなっている。これが老化の中身です。

おしりがたれてきた、ほうれい線が深くなった、加齢臭がしてきた、こんなことに気がつくとき、ねこ背になっています。背骨の生理的湾曲が強くなっています。

背骨をささえる筋肉と、骨盤を正しい位置に保つ筋肉を鍛《きた》えて、老化を阻止しましょう。

骨盤図

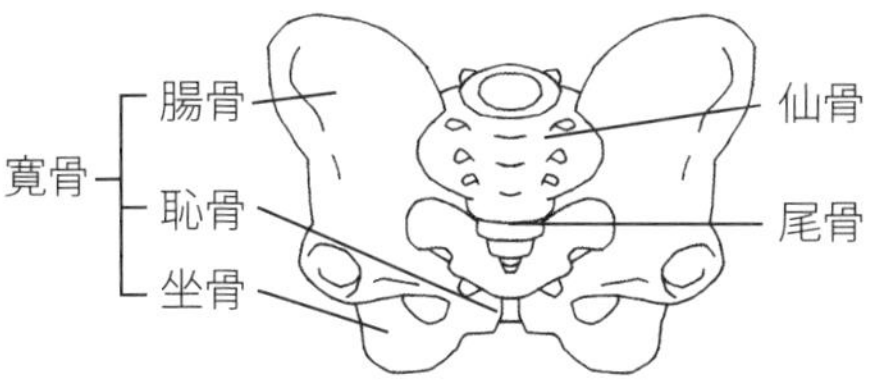

インナーマッスル図

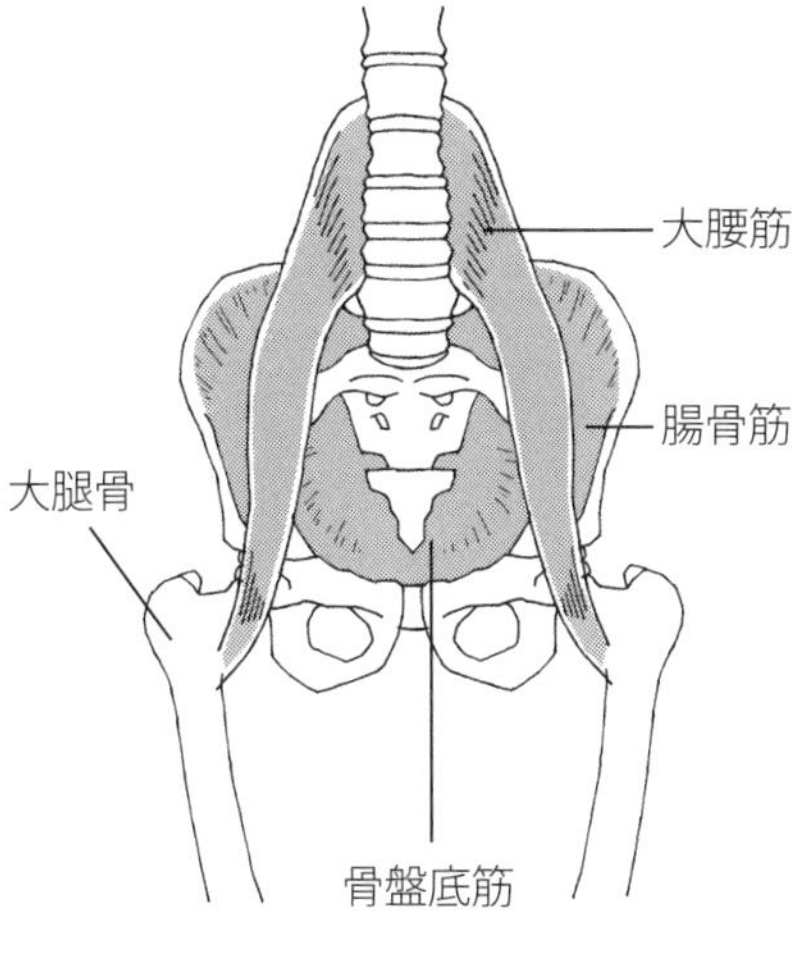

ブルドッグ顔にならないために

顔が大きくなったと感じることがあれば、これも背骨が曲がっているせいです。腸骨の位置が、アゴのラインと相関します。背骨がゆがんで骨盤がゆるみ、左右の腸骨が広がると、顔が大きくなります。

運動をしていると、特別顔に気をつけていなくても、引きしまってブルドッグ顔にはなりません。筋力があると背骨が曲がらないのです。

背骨をととのえておくことは、若さを保つ秘訣です。50を過ぎてくると、ほとんどの人が、下部腰椎が、少し背中側に出てきます。

背骨をささえている深部の筋肉が弱るためです。大腰筋、多裂筋《たれつきん》（頸椎から骨盤まで背骨をささえている筋肉）などの力がなくなって、背骨の正しい形状を保てなくなるのです。

運動をして筋力をつけようと思っても、漠然と体操をしていたのでは、うまく改善できないときがあります。アンチエイジングには、狙《ねら》いを定めた「15秒背骨体操」をやりましょう。

いい背骨を手に入れるために

自分のゆがみを知る

背骨チェックをしてみましょう。

目をつぶって、手を大きくふり、50歩足踏み。そのままで修正しないように。チェックの意味がなくなりますからね。

これは、背骨の曲がりを探しているのです。

50センチ角の紙に、十字に中心線をかきます。

まん中に立って目をつぶり、足踏みを50回。

骨盤のゆがみに沿って立ち位置がずれていきます。それで、からだのゆがみ具合がわかります。

背骨の曲がりをセルフチェック

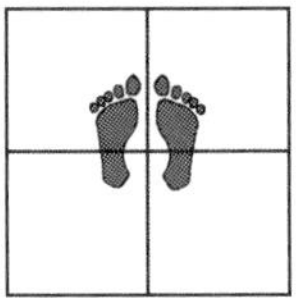

十字線のまん中に立ち、目をつぶって
50回、その場で足踏みをする。手は
大きくふり、足は高くあげる

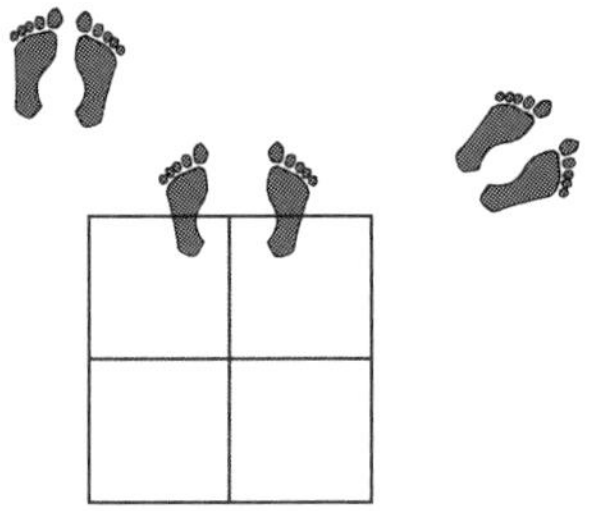

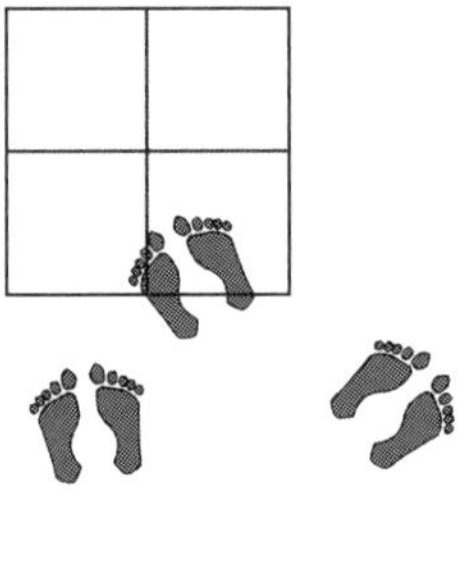

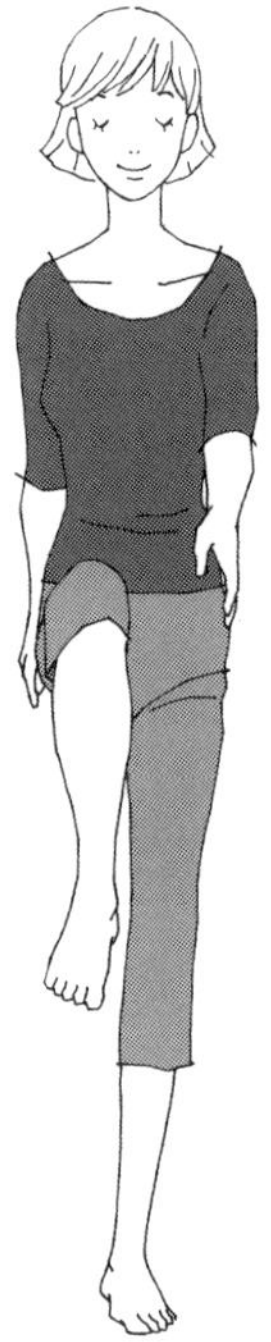

目をつぶって、その場で足踏み

前方に行く…………背骨が鉛筆状、骨盤が前傾
後方へ行く…………ねこ背、骨盤が後傾
右に行く……………背骨が右に傾く
左に行く……………背骨が左に傾く
右に回旋する………背骨が右にねじれている
左に回旋する………背骨が左にねじれている

仙骨に柔軟性をつけるには

仙骨と背骨の結合部分の柔軟性が、背骨の湾曲を決めます。自分の仙骨の柔軟性を知るには、どうしたらいいのでしょう？

じつは簡単です。

壁に背中をつけて立ちます。足幅は30センチ程度あけます。

かかと、おしり、頭も一緒に壁につけると、腰と壁の間に隙間ができます。

この隙間をなくすように、ゆっくり膝を曲げていきます。壁に背中をぺったりつけるようにしていきます。うまくできない人は、仙骨の柔軟性がないのです。

では、さっそく動きがよくなるように練習しましょう。

ゆっくり4秒でさがりながら、腰全体が壁につくようにします。

膝を曲げながら、壁に腰全体をつけるようにしましょう。

4秒でゆっくり戻ります。

これを10回程度くり返すと、仙骨の動きがよくなります。毎日続けると日増しに、湾曲をとり戻せているのがわかるでしょう。

仙骨の動きをよくする運動

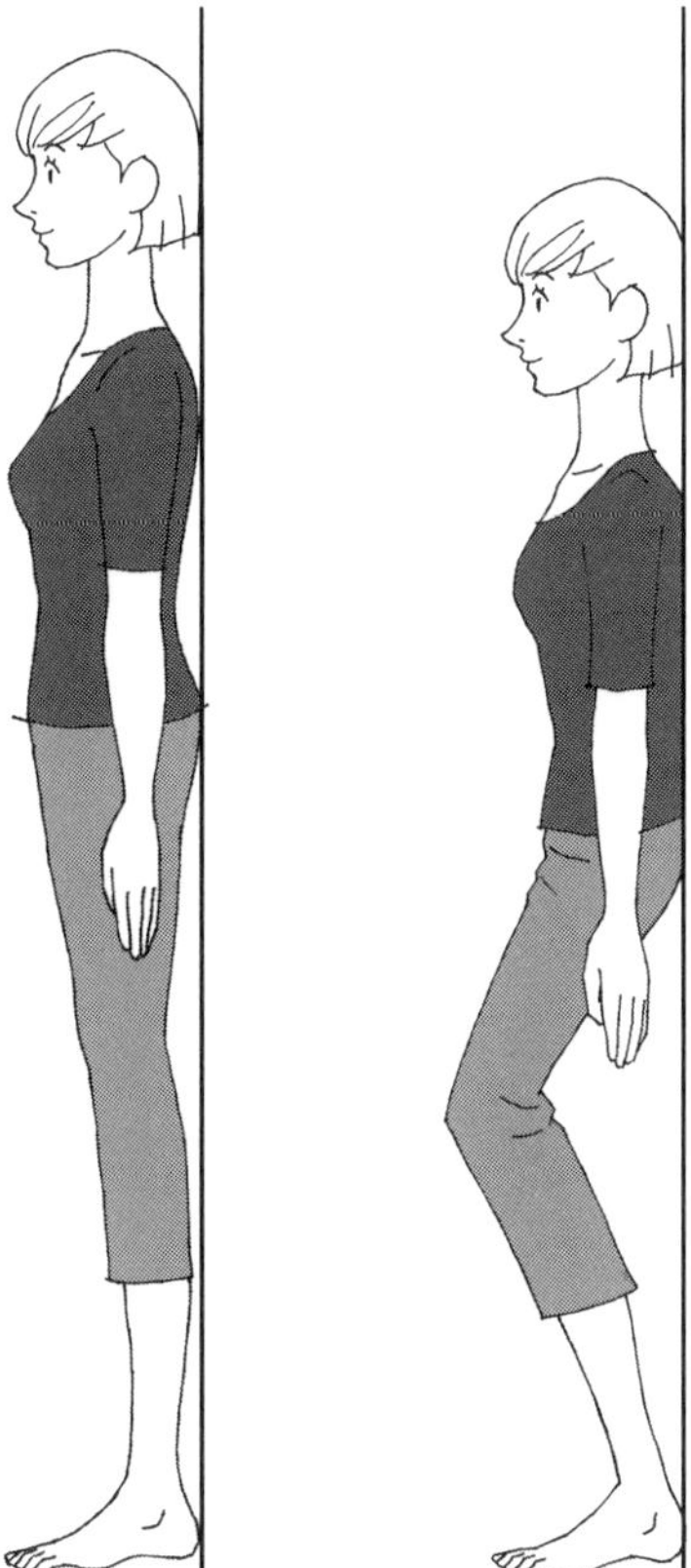

壁に背中をつけ、膝を曲げながら背中の隙間をなくすように
４秒でさがり、４秒でもとに戻る
1セット10回

しなやかな背骨で生きる

背骨が人の軸をつくる

いま体幹が注目されています。

スポーツの世界では、体幹トレーニングが重要視されて、それによって能力があがることは実証されています。

スポーツのみならず、音楽の世界でも。姿勢によって音色が変わる、発声がよくなるということは研究されています。

学業成績をあげるのも背骨なのです。

背骨が安定すると人の軸ができます。じっと立っていられるようになり、落ちつきが出てきます。先生のお話も聞いていられる。

近年、椅子にじっと座っていられない子どもが増えています。電車、病院の待合室などで見ていると、じっと座っていられる子どもが、以前に比べて少なくなっている感じがします。

住宅事情もあるでしょうが、きちんと座って過ごすという生活が激減しています。かつて日本の家庭では、食卓では否応なしに正座でした。背骨にとっては理想的な座り方でした。

いまはほとんどが椅子です。椅子もきちんと座ればいいのですが、正座を知らないいまの子どもたちには、その姿勢がつくれないのかもしれません。ソファではいい姿勢を保てません。ベッドで寝転がってゲームなどをするのはとてもよくない。背骨を痛めます。

姿勢を保つということを、教育として考える必要はないだろうか？　アスリートや音楽家だけではなく、学校教育でもとり入れていいのではないかと思います。

軸ができると見た目がよくなる

いい姿勢を保つ、つまり体軸がしっかりすると、見た目がよくなります。背中が曲がっていたらどんなにいい服でも台無しです。

面接でものをいうのは、よい背骨、立ち姿勢です。座り姿勢でも、背筋が伸びていたら、受け答えも明るくなり、さわやかさが際立ちます。

結婚式のドレスを着るのは背骨です。胸、デコルテ、首、背中のマッサージやエステをしますが、背骨矯正《きょうせい》をしたら、瞬間に肌艶《はだつや》がよくなり、首が伸びます。

背骨さえととのえば、リンパの流れ、血液の流れまでととのってしまいます。

背骨でする健康チェック

背骨が硬い？　どのくらい硬いかチェックしましょう。

ふたりでおこなうときは、ひとりにうつぶせになってもらい、もうひとりが両手を合わせてそっと上から相手の背中を押してみます。弾力があるところと、ないところがわかります。弾力がないところを硬いといいます。

ひとりで調べるときは、あおむけになり両足をあげて頭の向こうまで伸ばします。床に足がつく人は、背骨がやわらかい。

その位置から、ゆっくり椎骨の一つ一つを動かすつもりで、足をもとに戻していきます。ゆっくり戻せる人は背骨がやわらかい。硬いとスムーズに戻せません。

疲れている日もゆっくり戻せません。元気なときは、わりとスムーズに足があがるし、ゆっくりしなやかに戻せます。

この動きをすると、股関節《こかんせつ》がやわらかくなり一気に開脚前屈がしやすくなります。柔軟体操としても効果的です。毎日の健康検査としても利用してくださいね。

背骨が硬い人が注意したいこと

長時間のパソコン作業、スマホ目といわれる、度を越した眼精疲労のため、背骨が硬い人がたくさんいます。

視神経の疲労は、ダイレクトに脳を疲れさせます。

「頭が締めつけられるようだ」

「ハンマーでたたかれているみたい」

こんな恐ろしい表現が出るほどの頭痛を引きおこします。

そのように訴える人の背骨はとても硬い。頭の疲れは背骨の疲れとなり、目の疲れは、即背骨の生理的湾曲をなくしていきます。

目が痛くてたまらないときは、背骨に弾力がありません。頭蓋骨をたたいて、かんかんと高い音がするときも、背骨に弾力がありません。

たとえその人が怠《なま》けものでも、背骨は働きものです。座っていても顔は動かしますし、本を読んでいても首を動かしています。書きものをすれば、手に関係する背骨は動いています。寝ていても寝返りを打つし、呼吸にも合わせて背骨は動いているのです。

その背骨が硬くて動かないと、いろいろな悪影響が出てきます。

ストレートネック、胃腸炎、頭痛、ヘルニア、肩こり。

息苦しい。

背中の張り、肥満、腰痛、脊柱管狭窄症《せきちゅうかんきょうさくしょう》。

さまざまな不調の引き金になります。

「15秒背骨体操」で、やわらかでしなやかな背骨をとり戻しましょう。

第2章

万能！15秒背骨体操

たった15秒でいい背骨をつくる体操

からだはととのいたがっている

さあ、これから「15秒背骨体操」をご紹介していきます。

この体操の眼目は、背骨の生理的湾曲《わんきょく》をとり戻すことです。からだ全体を見て、姿をととのえます。もともと、あなたのからだは、ととのいたがっているのです。それを妨《さまた》げているものをとり除く、これでOKです。

生理的湾曲を妨げているのは、筋肉の緊張です。まず、それを簡単なやり方で調べます。背中側の筋肉が緊張しているのか？　腹側の筋肉が緊張しているのか？　そして、緊張しているほうをゆるめる体操をする。これだけで、正しい姿勢と生理的湾曲がとり戻せます。それも1回で、一気にととのいます。

体操の手順は次の通りです。

▼15秒背骨体操

1　足を腰幅に開いて立ち、首を前と後ろに倒して倒しやすいほうを見つけます（つま先は開かない）。
前に倒しやすい──→手のひらを上にして組みます。
後ろに倒しやすい──→手のひらを下にして組みます。

2　頭上で1にしたがって手を組みます。大きく息を吸いながら上に引っぱられるように手を伸ばし、足のかかとが少し浮くぐらいに背伸びをします。

3　伸ばしきったところで息を止めて、その体勢をキープして8秒。

4　一気に息を吐きながら脱力。組んだ手もほどき、呼吸をととのえます。

1…1秒　2…5秒　3…8秒　4…1秒　で15秒。

15秒背骨体操

1

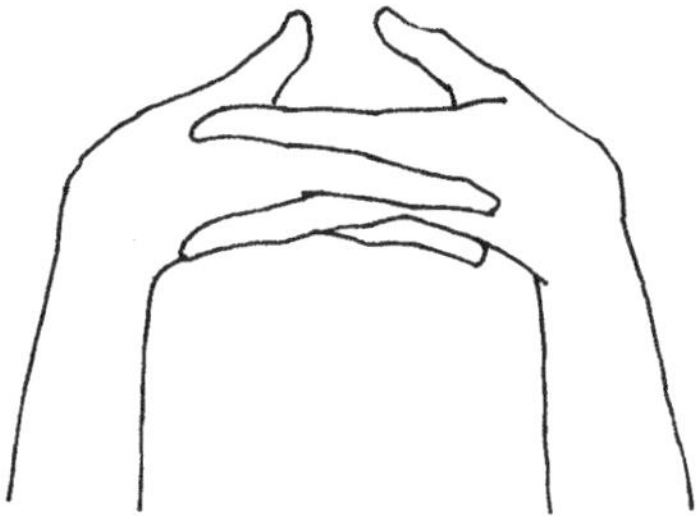

前に倒しやすい⟶手のひらを上にして組む

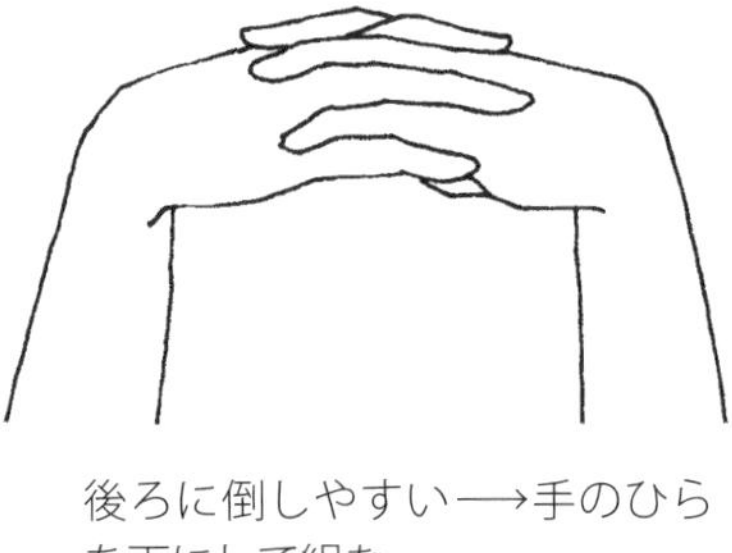

後ろに倒しやすい⟶手のひらを下にして組む

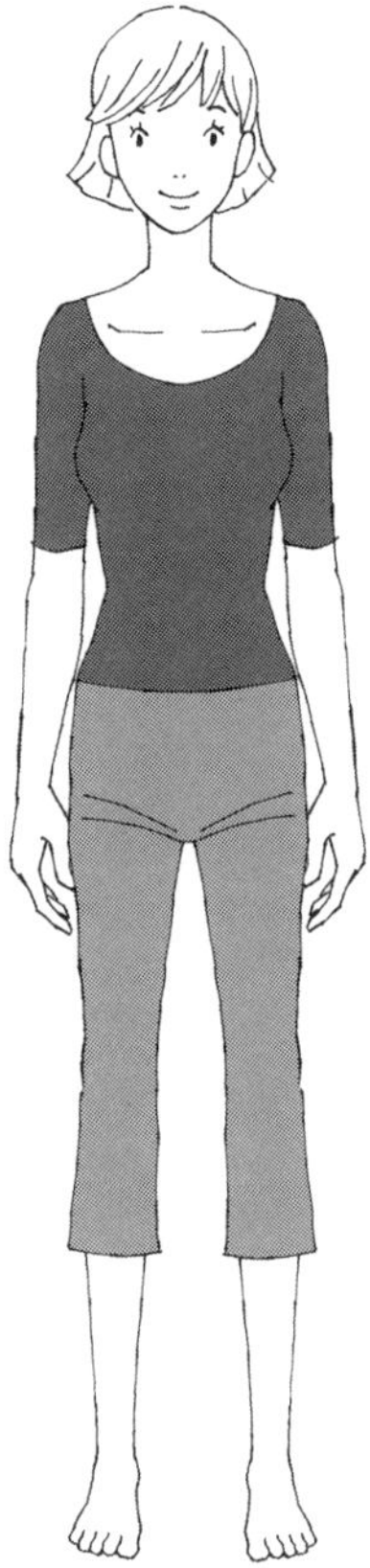

足を腰幅に開いて立ち、首を前と後ろに倒して倒しやすいほうを見つける（つま先を開かない）　**1秒**

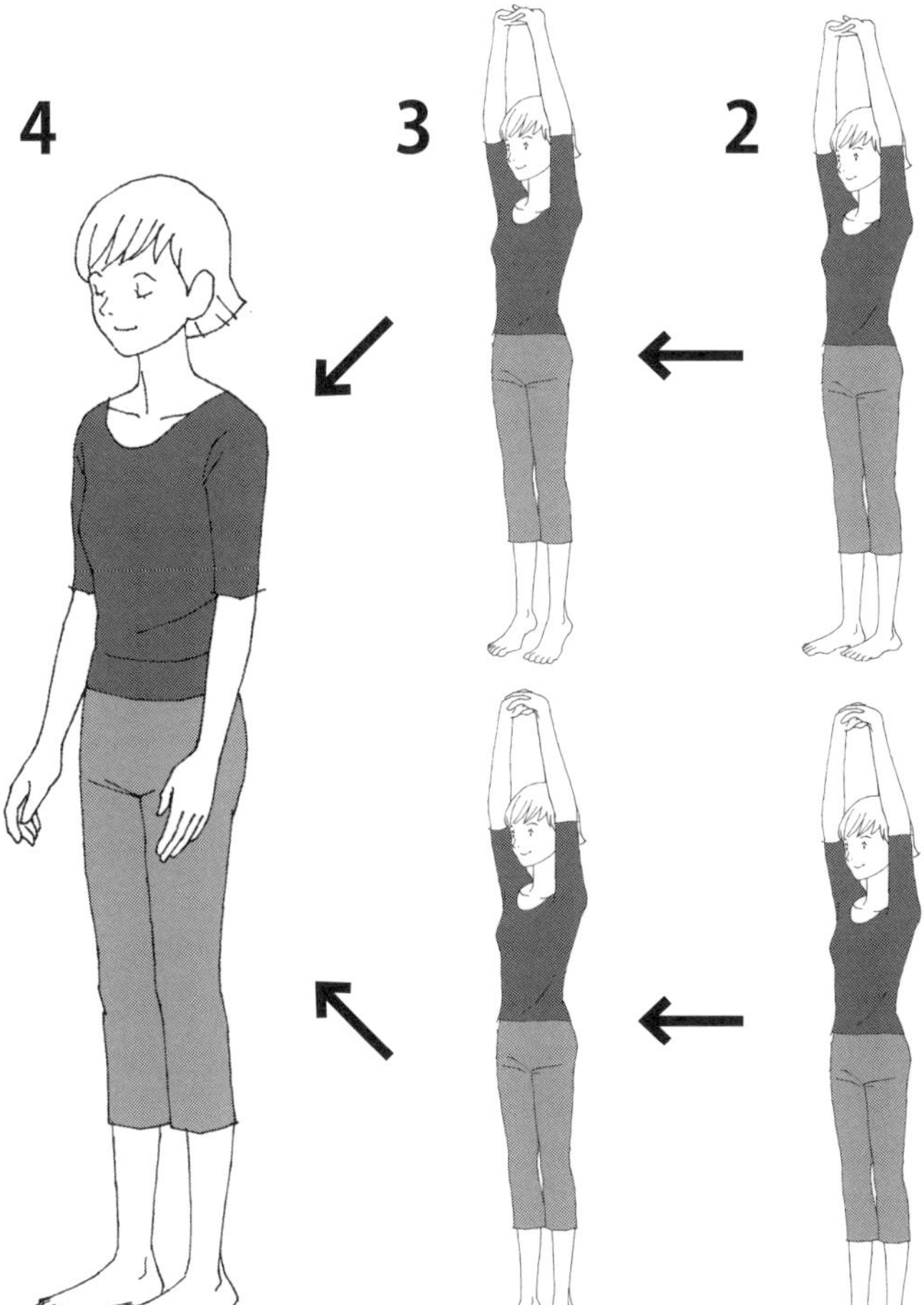

一気に息を吐きながら脱力。組んだ手もほどき、呼吸をととのえる　**1秒**

伸ばしきったところで息を止めて体勢をキープ　**8秒**

頭上で**1**にしたがって手を組み、大きく息を吸いながら、足のかかとが少し浮くぐらいに背伸びをする　**5秒**

なぜ効果がすごいのか

たった15秒だけの体操です。

背骨だけではなく、その周辺にまで効果が及んでいます。その秘密は、背伸びと呼吸にあります。

かかとを少しあげて背伸びすることで、肋骨《ろっこつ》の可動をつけ、骨盤《こつばん》・肋骨のバランスをととのえます。ふくらはぎから首までの筋肉すべてに伸びの刺激が入り、一気に背骨がととのうのです。

そして呼吸。

息を吸いながら筋肉を緊張させ、息を止めてキープすることで緊張を増します。

次に、息を吐くと同時に一気に筋肉の緊張を解き放つことで、刺激が大きくなり、**たった1回で背骨がととのうのです。**

以上、15秒。

まずは、仕事にとりかかる前にやりましょうか。気持ちがいいですよ。

なにか、生活の軸《じく》がしっかりしたようなうれしい気分になります。

変わってくるからだの変化を楽しむ

1日に2回、気持ちよさを味わう

基本は、１日に２回。やりやすい時間を決めてやりましょう。仕事に行く前と寝る前とか、それを習慣化するとよいでしょう。最初は、つい忘れたりします。逆にやりすぎたりするかもしれませんね。

まあ、だんだんにやりましょう。慣れてきたら、思いついたとき、気が向いたときにもやる。そうして自然に回数を増やすのもよいでしょう。

ただ、朝起きてすぐは目がまわるのでしないほうがいいでしょう。

やっていて、どこかむずかしいところはありませんか？

手の指を組んで上に伸ばしたとき、真上に行かない？

四十肩、五十肩になったとき、固まったままなのかもしれませんね。少しずつやわらかくなるように、ふだんから肩をまわしてみましょうか。

背伸びをするときに、からだが安定しないでぐらぐらしてしまう？　仙骨と背骨がつながる筋肉が落ちているのでしょう。腰のあたりはどうですか？　腰のあたりはしっかり安定していますか？


ところが、正座をしているときのようにしっかり安定していますか？

腰の形を意識しながら背伸びの練習をすると、しだいに筋肉もついてきて、安定するようになるでしょう。

なにより大切なことは、体操をしたときの気持ちよさを味わうことです。

筋トレではなく、ゆがみを直す均整体操なので、15秒で一気に矯正《きょうせい》します。毎日続けると、**背骨の靭帯《じんたい》にまで影響し、ねこ背や背骨の狭窄《きょうさく》も改善させます。**

さらに、身長を伸ばす効果もありますよ。

こうした効果があるのは、この背骨体操が、生理的湾曲をつくる体操だからです。

背骨が生理的湾曲をとり戻すと、背骨は柔軟に動き、衝撃の緩衝材《かんしょうざい》となります。

前屈がしやすい人へ

この体操では、はじめに前屈と後屈についてのチェックをしています。それはどういうことなのでしょう？

生理的湾曲がなくなると前屈がしやすく、後屈がしにくくなります。からだの後ろ側の筋肉が緊張している状態になっていますので、前屈が楽なのです。

背中側の筋肉をゆるめるために、組んだ手のひらを天井に向けて伸ばします。呼吸を合わせて緊張させ、一気にゆるめると、これが筋肉に強く反応して1回で効果が出るのです。

湾曲が少ないと、腰部の骨の動きが悪くなるので、脊柱管狭窄症《せきちゅうかんきょうさくしょう》、ヘルニアなどの腰の故障になりやすいのです。腸の動きが悪くなり、便秘になりやすく、そのため高血圧にも。また、泌尿器系の疾患にもつながってくることがあります。

背骨のこまかな動きが悪くなっていくと、首に悪影響が出て、首こりや肩こりが慢性化します。頭痛、神経性胃炎。湾曲が少ない、柔軟性を失った背骨の方が訴える症状です。

思いあたる症状はありませんでしたか？

これらを一気に解消するのが、湾曲をととのえて正しい背骨にする体操です。

後屈がしやすい人へ

湾曲が強くなって、首が後ろに倒しやすい場合も同じです。からだの前側の筋肉が緊張しているときは、組んだ手の甲を上に向かって伸ばします。伸びをして呼吸を止める。そして一気に緊張から弛緩《しかん》へ。これで湾曲をとり戻すことができるのです。

湾曲が強くなると、骨盤内の筋力がなくなり、たれたおしりの姿勢になります。それとともに、子宮脱・脱腸などの、腹部の筋肉の低下によって引き起こされる疾患《しっかん》になりやすくなります。

頭がボーッとして、いつも眠いなんてことはありませんか?これは、湾曲が強くなっている人の特徴ですよ。

病気をよせつけないからだに

背骨の湾曲をととのえると、病気を撃退できるばかりか、病気をよせつけないからだになります。病気になるには、ひそかなプロセスがあります。

背骨がゆがんだからといって、すぐに病気になるわけではありません。

背骨のゆがみから姿勢のゆがみがあらわれると、内臓の機能が低下してきます。

次に、姿勢を保とうとして、全身の筋肉の使い方が変わります。

全身の筋肉にアンバランスが生じます。

これが肩こり、首が痛いなどの症状となってあらわれます。

これが病気になりそうだという警告サインです。このサインを無視すると、本格的な病気になってしまいます。

いいことがいっぱい

生理的湾曲をとり戻すと、こんないいことがあります。

- からだの軸ができる
- 代謝《たいしゃ》がよくなる
- 重力に抵抗しない立ち方ができる
- 座り姿勢がよくなる

・疲れにくくなる
・スタイルが若返る

まず、外見が変わります。立ち姿が美しくなります。

電車の中で立っていても、フラつかなくなります。道路はもちろん、平均台だってうまく歩けるようになります。

人はバランスの中で生かされているのです。頭の固い人は、畳のヘリにつまずくし、老化した人は転びやすくなります。

体調のよさは表情に出ます。スタイルに出ます。動きにも出ます。「やせたわね」とか「若返ったんじゃない？」なんていわれます。

大げさに話しているんじゃありませんよ。

次に、私のところに来られた方々の、「15秒背骨体操」体験の実例をご紹介しましょう。

私たちは15秒背骨体操を続けています

ぎっくり腰になりそうで怖い

腰痛、たれ尻に悩むSさん（31歳　女性）

▼観察

Sさんは、腰がつねに痛く、ぎっくり腰を1年に3回起こしています。「いまにも、またぎっくり腰になりそうだ」と不安にかられて来院されました。「たれ尻《じり》も直したい」との希望もつけ加えられました。

腰椎《ようつい》がずれる、腰椎すべり症と診断がされており、前かがみができません。歯をみがくときは膝《ひざ》を曲げて、顔を洗うときも膝を曲げて、腰を曲げないようにして生活しています。

「毎日が怖くて、気をつけるだけで疲れる」とのことです。いつも腰を守るために少しねこ背気味にして、腰を伸ばさないようにしているので、とても太って見えます。

▼施術

急激な痛みを手技でととのえ、起立姿勢ができるようになってから、「15秒背骨体操」を毎日してもらうことにしました。これで腰椎5番（21ページ参照）があがって、腰の動きがよくなるといいのですが。

体操を続けて1週間目ぐらいに、「ぎっくり腰への不安が消えました」と明るい顔でいわれました。腰を前後にそらしても大丈夫になってきました。さらに毎日続けてもらうことにします。

腰椎5番のへこみが改善してきました。下腹を突きだした歩き方がよくなったし、便秘気味だったのに毎日排便があって、下剤は飲まなくなりました。「おなかがすっきりすると、じつに爽快《そうかい》です」と喜んでいました。おなかがすっきりすると、目に見えてウエストラインがすっきりして、「やせたわね」と人にいわれるようになって、実際パンツはぶかぶかになりました。

ずっと肩こりがつらい
肩こり、胃の膨満感に悩むＫさん（42歳　女性）

▼観察

Ｋさんの立ち姿勢は、生理的湾曲が強いため、おしりを出した形になっています。子宮内膜症があり、時どき生理時に苦しめられています。現在は内膜症の痛みは小康状態です。肩こりはいつもつらく、胃に膨満感《ぼうまんかん》があり、貧血気味です。生理的湾曲をととのえることによって、子宮の位置を安定させ、生理の安定と腹部の膨満感を解消する方針です。

▼施術

4月21日：腰の位置をととのえるために「15秒背骨体操」を指導しました。今日から毎日1回してもらいます。

5月10日：「週に3回程度しかできなかった」とのことでした。観察すると、腰椎の5番と仙骨とのつなぎ目が腹側にへこんでいたのが、少し背中側に出てきています。生理的湾曲がととのいかけているのです。

「背中のつらさが減っています。胃の膨満感が軽減しました」といわれました。「肩がこって首までつらくなることがほとんどありません。背伸びをするので、からだの脇が伸ばされる感覚があって、胃がすっきりします。それよりも毎朝、便がするすると出て爽快です」

体重が3キロ減ったということでした。子どものように胃が前に張りだしていたのが、たしかにすっきり見えます。

このまましばらく体操は続けてもらうことにしました。いちばん気になるのは内膜症の生理痛です。骨盤の前傾が改善することで、子宮の後屈が少しでも改善されると、痛みも軽減すると思います。

子宮内膜症は、骨盤底筋《こつばんていきん》がとても硬くなっていて、骨盤の動きが少なくなって、硬膜のリズムがうまくいかない特徴があります。首と頭のつけ根である後頭関節が動かないので、必ずといっていいほど、頭痛、目疲れ、不眠等を併発《へいはつ》しています。

やわらかい骨盤底筋にするために、しばらく「15秒背骨体操」を続けてもらうつもりです。

膝痛で長く歩けない
膝痛に悩むOさん（50歳女性）

▼観察
Oさんは反《そ》り腰で、おしりが後ろに出ています。

膝関節《しつかんせつ》の靭帯《じんたい》を痛めたことが原因で、膝関節、足関節がゆるんで、何かの拍子に膝関節が抜けるような感じがして長く歩けないのです。

膝の横ブレをしないように、いつも膝を曲げて歩いているうちに、反り腰になり、また膝の悪さで外反母趾《がいはんぼし》になり生理的湾曲をさらに悪化させています。

▼施術
4月15日：反り腰がひどく、仙骨、坐骨《ざこつ》下の靭帯が硬く骨盤の動きが悪いので、「15秒背骨体操」と坐骨ゴロゴロ体操（84ページ参照）を提案しました。
4月28日：坐骨ゴロゴロ体操は、上手にできていないようで、腰にねじれが出ています。そのため「15秒背骨体操」を重点的にするように変更しました。
とくに、手をあげる際には脇をよく伸ばすように注意、指導しました。

５月12日：中央あたりが盛りあがるねこ背だったのが、軽減が見られます。しかし、筋力の強さが感じられないので、さらに背筋をつけるように水平バランス（94ページ参照）を指導しました。

６月２日：背中の筋肉が強くなりました。そのためすっきり感が出て、張りのある筋肉を感じます。おしりの張り感が少なく、腰椎の４、５番に変化が出てきています。「15秒背骨体操」と水平バランスを続けるよう指導しました。

６月21日：背骨に生理的湾曲が出てきました。腰のつけ根の位置が変化しており、おしりの反りが軽減しています。

水平バランスを加えたので、体幹の筋肉がついて、すっきり感が強く、見た目もすっきりしてきました。

体重を減らしたい希望が以前よりありましたが、膝が悪いので運動ができず、なかなか思うように減りません。１キロ２キロ減っては戻りのくり返しで、減量はうまくいってはいませんが、見た目では、体幹が引きしまり、やせた印象を受けます。

がくがくするゆるい膝が、安定しています。骨盤の位置があがってくると、骨盤の動きが出て膝関節が正しい位置にはいってきたのです。

からだの各部位は連動しているので、１カ所の動きが出てくると、全体に変化が出てくるよい例といえます。

脇を伸ばすことで肋骨《ろっこつ》が動き、その連動で横隔膜《おうかくまく》も動きがよくなり、呼吸がよくできるようになって、さらにからだ全体のめぐりがよくなってくるという、うれしい変化です。

この期間、膝が一度も痛くなりませんでした。いまはかなりの距離を歩いても痛まなくなっています。

胃弱、胃痛に悩まされている

消化器の不調に悩むTさん（34歳 女性）

▼観察

Tさんは、消化器が弱く、膵臓《すいぞう》の炎症を起こしやすいという悩みがありました。ねこ背が強いのですが、20代からのねこ背でかなり強敵だなと感じます。胃が悪いために、胸椎7番が曲がり、腰がねじれています。

▼施術

4月30日：「15秒背骨体操」を指導しました。とくにからだの脇を伸ばすことに注意しました。脇のバランスは、胃の調整点なので。しっかり動かして左右のバランスをとるように伝えました。

5月10日：ねこ背はかなり改善しています。並行して胃が痛む日が減っています。腰椎5番が後方に出てきています。

5月20日：生理的湾曲が落ちついてきています。腰椎の湾曲が出てきて、肩《けん》甲《こうこつ》骨の下から始まるねこ背もかなり改善しています。このねこ背は、膵臓の弱さからくるので、背中が丸くないときは膵臓の状態もよく、痛まないでいられることを実感したということでした。

この状態をキープしたいものです。

6月22日：胃腸炎を起こし、かなり痛みが出ましたが、2日で治《なお》り、食欲も3日で戻ったということです。

「いままでより回復力があるみたい」と話していました。

胃腸が弱っている間は、ねこ背がとても強くなっており、治るとまた背骨が伸びています。

これからも体操を続けて、姿勢に気をつけることが、胃腸や弱い膵臓を大事にすることだと、Tさんは実感していました。

むくみ体質が治らない

むくみに悩むYさん（45歳 女性）

▼観察

Yさんはむくみ体質で、頭、肩がすぐに痛くなります。背中がむくんで丸く、仙骨と腰椎のつなぎ目、腰仙《ようせん》関節すらはっきり見えないほどむくんでいます。立ち姿勢がかかと重心で、膝を曲げてねこ背になってアゴを突きだしています。性格は知的で、理解力は高いが優柔不断、ねこ背が強くなると、人の間違いを許せなくなり、イライラして小言が多くなります。精神的にまいってくるのもこの姿勢で、頭と首が痛く、神経性胃炎にもなりやすいのです。

「姿勢によって性格が変わるというのが身体均整法の考えですから、15秒背骨体操で姿勢を変えて、Yさん、心まで変えてしまいましょう」と話しました。

▼施術

4月31日：手のひらを上にしての「15秒背骨体操」と、仙骨たたき（91ページ参照）を指導しました。「ねこ背をなくしましょう」ということです。

5月20日：腰まわりがすっきりしてきました。背中の肉が少なくなり、ウエストにラインが出てきました。

さらに継続してもらうことにします。筋肉が弱く、体操をしても筋肉が締まってこないタイプですが、「15秒背骨体操」は筋肉ではなく、骨格から人体にアプローチするため、筋肉が弱くても変化につなげられるのだと感じました。

背骨がどこにあるか見えないくらい背中に肉がついていましたが、背骨が見えるくらいにすっきりしています。体重が3キロは減ったとのことでした。

6月25日：「水だけで太るタイプ」と本人がおっしゃるように、水分の循環《じゅんかん》が悪く、すぐにからだ全体がむくんで体重が増加してしまいます。

循環の悪さは、骨盤が後傾することが原因です。骨盤の位置がととのうと、循環がよくなり体重が落ちます。ただ、戻りも早く継続がむずかしいのもこのタイプの特徴のひとつなのです。「循環がよくなれば、体重もすぐに落ちますので大丈夫」と励ましました。

この体操を始めて、3ヵ月で6キロの減量に成功し、リバウンドしていません。もちろん主訴である頭の痛み、首の痛みはなくなっています。

便秘気味で疲れやすい

便秘に悩むMさん（59歳 女性）

▼観察

Mさんは、胃腸が弱く虚弱なため、健康にはとても気をつかっておられます。便秘も気になっています。毎朝のラジオ体操も欠かしません。疲れないからだを目ざして、月に1度の通院をされています。

▼施術

6月20日：背骨の生理的湾曲を改善するために「15秒背骨体操」を指導しました。胃弱の特徴であるねこ背と肩の巻きこみの改善を目指すことにしました。

7月5日：「ほとんど毎日体操をしています。なにしろ便秘気味だったのが毎日必ず出て気持ちがいいです」といわれました。

背骨の左右のブレがほとんどなく、「調子がよさそうですね」とつい口に出てしまうくらいです。

8月5日：体操をしてしばらくすると必ず排便があり、体操をしていないと排便がありません。

「体操は忘れないように毎日するのですが、体操後10分ぐらいで排便があるんです。なによりも便通がいいのにびっくりします。時どきは下剤を飲んでいたのが、一切飲んでいません。体操すると必ずあるので、出かける日は、体操は夜にするようにしています」とのことです。

頭痛や胃炎もあることはあるが、1日で治ってしまいます。薬が必要なほどではないし、胃の調子も極端に悪くなることはありません。「胸焼けするなあ」と思っているうちによくなってしまうのです。

「背伸びするだけなのに不思議ですね」といわれました。

疲れやすさも、胃腸の弱さも姿勢で変わってしまうのです。

慢性疲労が心配

慢性的疲労感に悩むUさん（48歳 女性）

▼観察

からだを使う仕事をしているUさんは、仕事が終わると腰が板のように硬くなっています。重い荷物をもつので、肘《ひじ》が痛みます。一日の疲れが朝まで残り、慢性的な疲労になっていくことが心配で来院されました。

▼施術

とても丈夫なからだで、骨格もしっかりしています。「風邪ひとつひかないし、同じものを食べて家人がみんなおなかを壊したのに自分だけが元気で」と笑ってお話しされるのに同感できます。

少し太り気味なので、背骨よりも脊柱起立筋《せきちゅうきりつきん》が盛りあがって硬くなっています。重い荷物をもっているというのもうなずけます。反り腰にねじれがはいって、よく膝が痛くならないものだと感心します。

一つ重要なことは、足首が硬く、足首を曲げておしりを落とせないことです。

いわゆる和式便器の座り方ができないのです。アキレス腱《けん》が硬くなると、足の内転筋（太ももの内側にある筋肉）を硬くして、さらに首の胸鎖乳突筋《きょうさにゅうとつきん》（首の側面にある大きな筋肉）を硬くして、首の動きを悪くします。

これが、腰を板状にして、頭がすっきりしなくてなんとなく疲れが残る原因だったのです。

「15秒背骨体操」をするときに、つま先立ちをするように指導しました。アキレス腱をゆるめるためです。アキレス腱と首をゆるめることが同時にできる体操なので、ピッタリです。

脊柱起立筋がとても硬いので、坐骨ゴロゴロ体操（84ページ参照）もおすすめしました。

1カ月の間、週に3回ぐらいのペースで「15秒背骨体操」をしていました。毎日はどうしても忘れてしまってとおっしゃっていましたが、腰がとてもやわらかくなって、反り腰もかなりよくなっていました。

「疲れが残らないのですよ。家に帰っても元気いっぱいで夕食がつくれるし、朝の目覚めがじつにいい。すっきりしてまた頑張ろうって、子どものときみたいに起きられるのですよ」と大喜びしておられました。

反り腰はかなり改善しているので、おしりが細く見えます。思わず「やせましたね」といったら、「体重は変わらないのですが、みんなにやせたみたいねといわれます」とのことです。

うれしいおまけつきです。

からだがゆがみ、片足があがらない
足の動きの悪さに悩むNさん（50歳 女性）

▼観察

Nさんは、ダンスのレッスンに行くようになって、からだのゆがみに気がつきました。片足があがりにくいのです。先生から、動きの悪さを注意されてはじめて自覚したのでした。

後ろ姿が、おしりが左に寄っているように見えます。腰椎全体が右に傾き、ゆがんでいます。

背骨の前後の動きをつけるだけでは対応しきれないので、仙腸《せんちょう》関節（119ページ参照）を柔軟にして左右差をなくすようにする方針を立てました。

▼施術

月に1回の施術による調整と、家での「15秒背骨体操」に加えて坐骨ゴロゴロ体操（84ページ参照）をおすすめしました。

腰椎には、ねじれも強くはいっています。腰仙関節（109ページ参照）のゆがみと仙骨のゆがみがよくなれば、肩甲骨の左右差もととのうので、坐骨ゴロゴロ体操に力を入れてもらいたいと指導しました。

1ヵ月後にお会いしたときは、週に2回ぐらいしかやっていないとのことでした。それでも腰のねじれはあるものの、肩甲骨は左右の高さがかなりそろっています。からだというものは、悪い部分から遠いところから治っていくものなのです。次回お会いするときが楽しみに感じました。

さらに1ヵ月後、後ろ姿を見ると、腰骨の高さの違いはあるものの、おしりのゆがみがきれいになっています。

お友だちから「よくなったわね、レオタードがきれいに着れてるわ」といわれ、とてもうれしい、と喜んでいました。

「足のあがりはほとんど同じになって、週に3回しかしていないのにこんなに変わって」と驚きの声をあげ、「腰の湾曲はまだ残っているので、気合を入れて頑張るわ」といわれました。

背骨をよくするサポート体操がある

15秒背骨体操を強化する体操

毎日2回、15秒でできる背骨体操をしていると、それだけでからだも気分も変わってきます。まずはこのメイン体操を習慣化すること。これが大切なことです。あんまり気持ちがいいので、さらに強化する体操もしたい。そんな余裕ができたら、これからご紹介するサポート体操をためしてみてください。

2種類のタイプの体操をご紹介します。

ひとつは背骨をやわらかくする体操です。

●坐骨ゴロゴロ体操

からだが硬くなっているなと思ったとき、椅子に座ってする簡単な体操です。

●**胸椎11番体操**

うつぶせで胸椎11番に刺激をあたえ、全身の関節にもよい体操です。

●**仙骨たたき**

肩こりを感じるとき、腰が痛いときに効果がある、立っておこなう体操です。

もうひとつのタイプは、筋肉をつけて背骨を力強くする体操です。

●**水平バランス**

背筋と腹筋のインナーマッスルを同時に鍛《きた》える、立っておこなう体操です。

●**開脚ワイドスクワット**

生理的湾曲を長もちさせる筋肉をつける、開脚でおこなうスクワットです。

●**足ふり体操**

立って足をふるだけの、大腰筋《だいようきん》やインナーマッスルを強くする体操です。

次にひとつずつの体操のやり方、効果をご紹介していきます。

坐骨ゴロゴロ体操で背骨の前後の動きをよくする

骨盤のさびとりにも

腸骨、恥骨《ちこつ》、坐骨が一体になったのが寛骨《かんこつ》で、寛骨、仙骨、尾骨《びこつ》で構成されているのが骨盤（39ページ参照）です。

坐骨ゴロゴロ体操は、坐骨を動かすことで、寛骨全体を動かし、さびついた骨盤を動かします。

老化にともない、腰椎と仙骨のつけ根が硬くなって、後方に出てきたり、腰椎4～5番の間が狭くなって脊柱管狭窄症《せきちゅうかんきょうさくしょう》になったりする場所です。

ここを動かして、背骨の前後の動きを回復させ、生理的湾曲を回復させせます。

▼坐骨ゴロゴロ体操

1　堅めの椅子に座ります。足は床につけ、膝の間が45センチ程度開くようにします。開くことで、坐骨が動きやすくなるのです。おしりの下に手を置いて、とがった骨にあたったら、それが坐骨です。

2　とがったところ、坐骨が動くように、4秒かけておしりを突きだします。

3　次に4秒かけておしりを引いて、背中を丸くして腰も丸めます。
また1に戻り、交互に30回くり返します。
1日に1回おこなう体操です。

坐骨ゴロゴロ体操

1

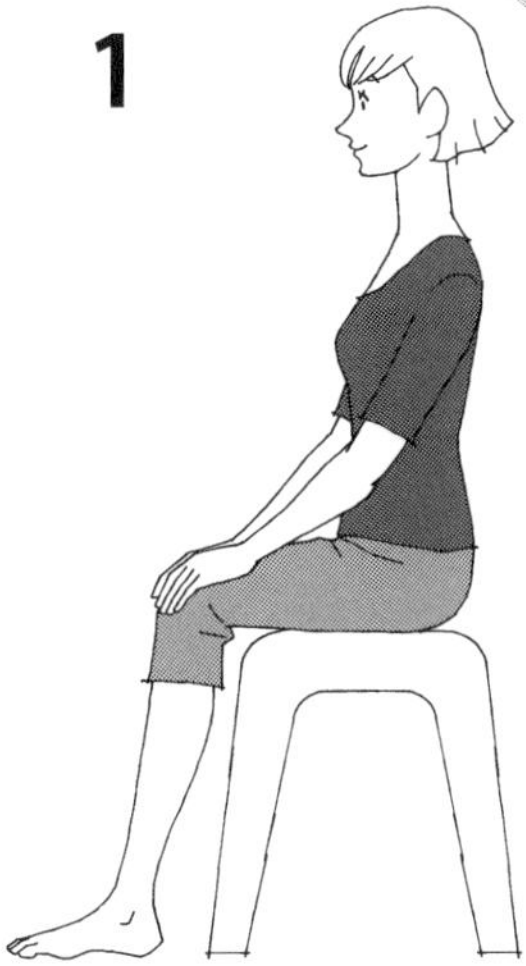

堅めの椅子に座る。足は床につけ、膝の間が45センチ程度開くように

2

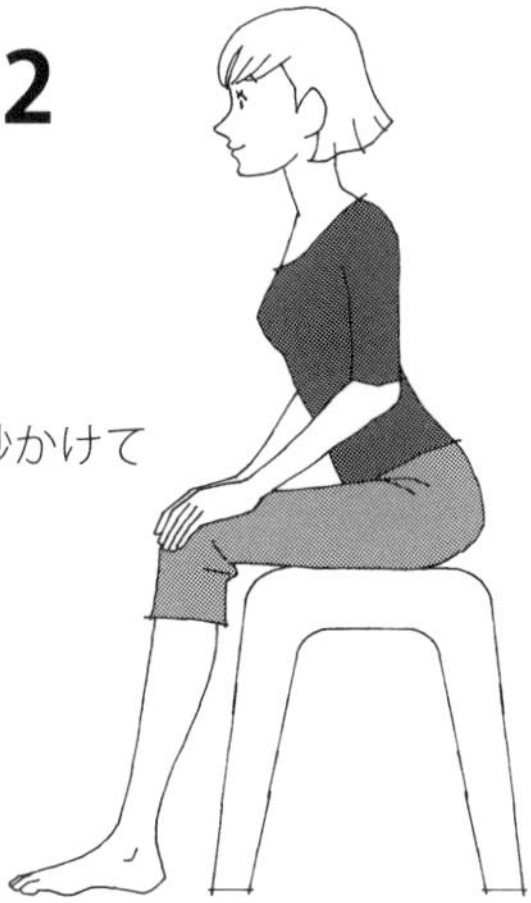

坐骨が動くように、4秒かけておしりを突きだす

3

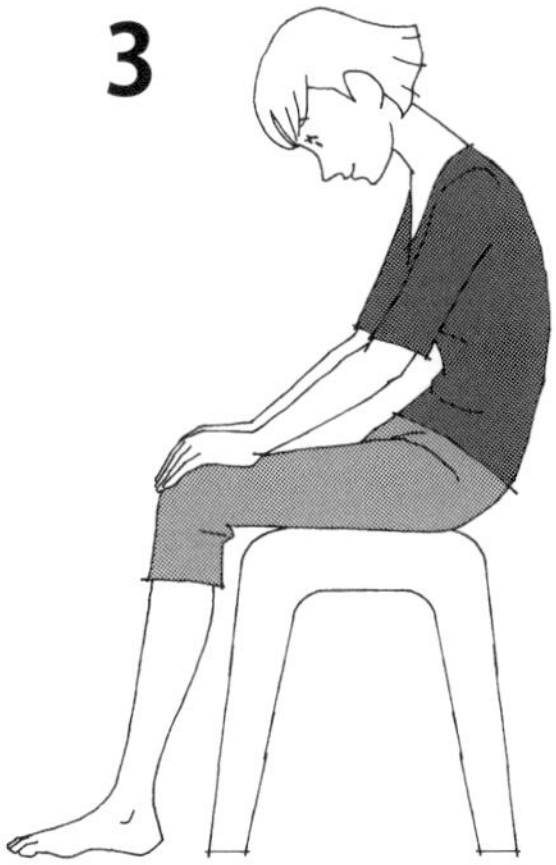

次に4秒かけておしりを引いて、背中を丸くして腰も丸める

交互に30回
1日に1回

胸椎11番体操で背骨をやわらかく動かす

魚のように泳ぐイメージで

生理的湾曲をつけるためにする体操です。胸椎11番という骨は生理的湾曲の調整点になっており、かつ全関節を引きしめる骨です。この場所に刺激がいく体操をすることで、生理的湾曲がさらに強化できます。

足関節や手の関節がゆるい場合も、この体操を続けていると徐々にしまってきます。また11番という骨は、副腎《ふくじん》にも影響をあたえ、副腎ホルモンを活発にさせます。生理や子宮の状態が安定し、免疫力《めんえきりょく》をつけるリンパの生成が高まるというおまけまでついてきます。

背骨がやわらかく動くための要《かなめ》となる骨です。

▼**胸椎11番体操**

1　うつぶせになり、手を肩幅に広げ、バンザイをした形に。足はくっつけずに、骨盤幅に広げます。

2　息を吸いながら、上半身だけを床からあげます。手はさげないようにして、8秒キープ。下半身は脱力しておくことがポイントです。
ゆっくり戻し、呼吸をととのえます。これを3回くり返します。

3　次に下半身をあげます。足を骨盤幅に広げたまま、息を吸いながら、足先まで力を入れ、下半身を床からあげます。8秒キープ。上半身は脱力しておくことがポイントです。
ゆっくり戻し、呼吸をととのえます。これを3回くり返します。
1日に1回おこなう体操です。

胸椎11番体操

1

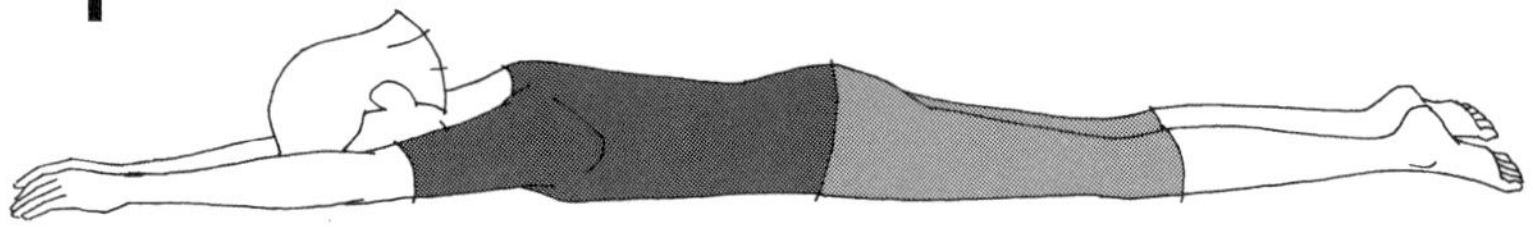

うつぶせになり、手を肩幅に広げ、足は骨盤幅に広げる

2

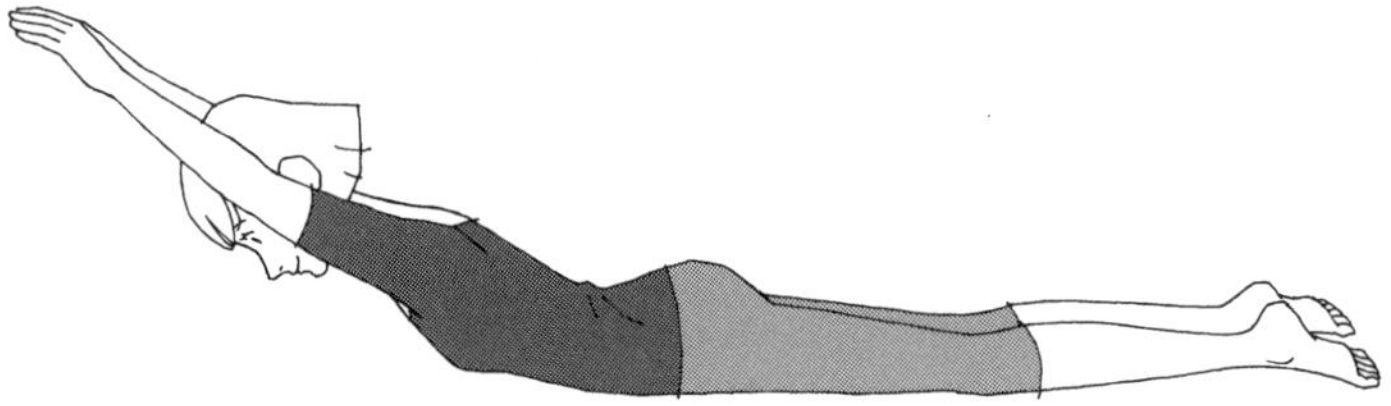

息を吸いながら、上半身だけを床からあげる。手はさげないで、
８秒キープ

ゆっくり戻し、呼吸をととのえ、３回くり返す

3

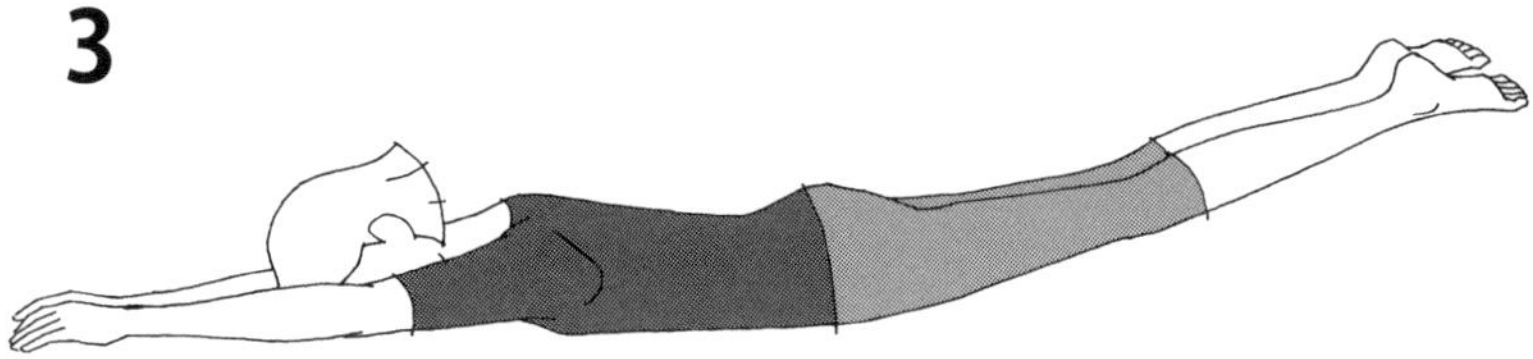

息を吸いながら、足先まで力を入れ、下半身を床からあげ８秒キープ

ゆっくり戻し、呼吸をととのえ、３回くり返す

１日に１回

魚のように背骨を揺るがせて泳ぐイメージです。遠い昔に生命体が生まれて、長い進化の過程で、私たちは背骨をやわらかく動かし、水の中を泳いでいたかもしれません。そんな動きを想像して背骨を受けとめてみませんか。

1日1回だけおこなう体操です。からだがとりわけ硬い人、筋力が落ちている人には、ちょっとつらいかもしれません。

「手をバンザイしないで、体側につけたり、胸の前で組んだりするのならできるのに」という人はその方法で試してください。

補助する人がいれば助けてもらって、やってみてはいかがでしょうか。

仙骨たたきで左右のブレをととのえる

肩こりの解消も

仙骨は、おしりの中央にある骨です。この骨をたたいて、左右にブレた背骨の一個一個をととのえていく体操です。横にずれている背骨を中心にそろえることができます。

肩が痛かったり、胃が痛かったりするときは、背骨のどれかが単独で横ブレしています。この横ブレを解消できるのが仙骨たたきです。

仙骨をたたいた刺激が背骨に響き、背骨を正中（まん中）に押しやっていき、肩こりが解消します。

腰が痛いときは腰椎の横ブレがありますので、うまくお辞儀《じぎ》ができれば解消します。たたく刺激がどの骨にいくのかイメージすることが効果を高めます。

1セット1回でいいのですが、1日に何度おこなってもかまいません。

▼**仙骨たたき**

1　足を骨盤幅に広げて立ち、仙骨を軽くとんとんとたたきます（右手でも左手でもいいです）。

2　6秒で12回たたきながら、首の骨から順番に折り曲げ、前屈します。

3　6秒で12回たたきながら、ゆっくり戻ります。

たたく刺激が、背骨の一個一個に響いていることをイメージしましょう。首の骨から順番に折り曲げるのは、その折れ曲がった骨にたたく刺激を利《き》かすためです。折り曲げていくスピードと、たたく刺激がうまく一致すれば、整体師が調整する以上の矯正《きょうせい》効果があります。

仙骨たたき

1

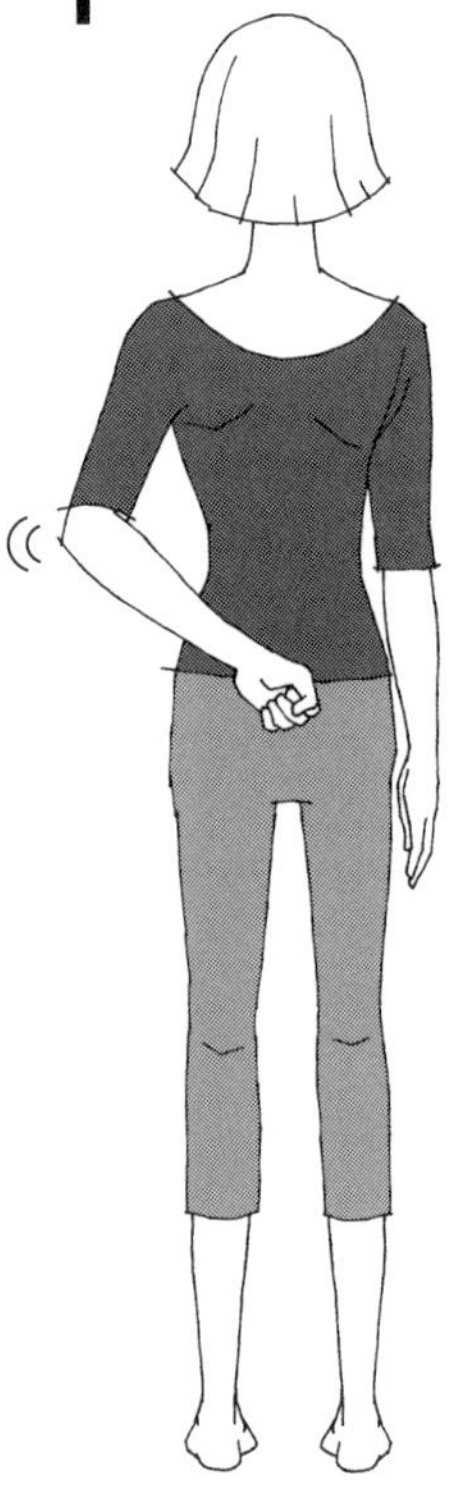

足を骨盤幅に広げ、
仙骨を軽くたたく

2

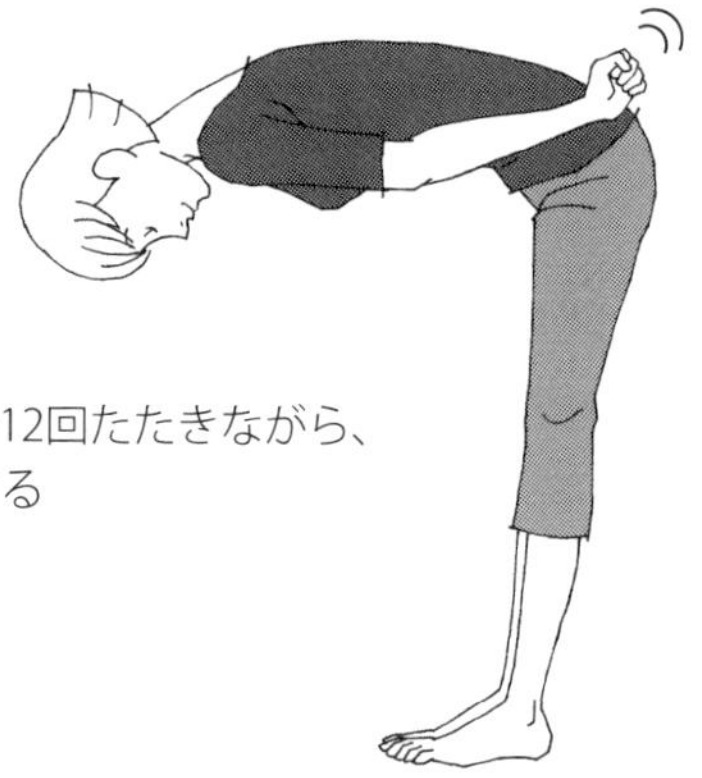

6秒で12回たたきながら、
前屈する

3

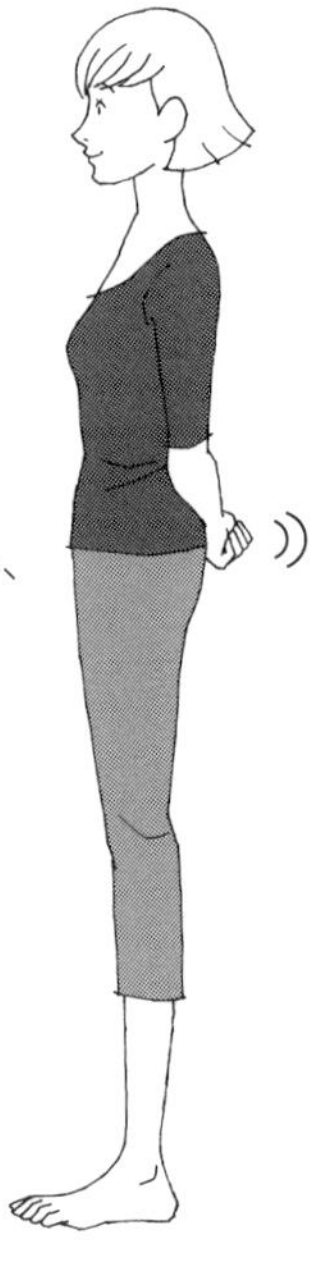

6秒で12回たたきながら、
ゆっくり戻る

1セット1回
1日に何回おこなってもいい

水平バランスで背中の筋肉を強くする

インナーマッスルがつく体操

手足のあげさげだけで、背中の筋肉をつける、水平バランス体操です。

背筋と腹筋のインナーを同時に鍛えることができ、ゆっくり動きをキープすることで、背骨の一つ一つをささえる多裂筋《たれつきん》にアプローチできる貴重な体操です。立ったときのいい姿勢を保つことができるようになります。

「15秒背骨体操」をしてよくなった姿勢を保つための多裂筋、大腰筋といったインナーマッスルをつけることができる体操で、脊柱管狭窄症にも効果があります。

手、胴体、足の高さが水平になることがポイントです。手がからだの線よりあがったり、胴体がねじれたりしては効果が半減します。確認しながら形をつくりましょう。

うまくいきますか？　軸足の膝が曲がってしまう？　ふらつく？

▼水平バランス

1　床にまっすぐに立ちます。バランスをとるために、何かにつかまってもいいです。

2　右足で片足立ちになります。息を吐きながらゆっくりと左手、左足を伸ばします。からだと手足が一直線で床と平行になるように。水平に手足を伸ばす感覚を味わいます。3秒から5秒かけて水平になったら、息を吸いながら3秒から5秒かけて、ゆっくりと戻ります。

3　次に足をかえて、同様に右手、右足を水平に伸ばしてから、ゆっくり戻ります。左右各5回を1セットにして、1日に1回おこないます。

水平バランス

1

床にまっすぐに立つ

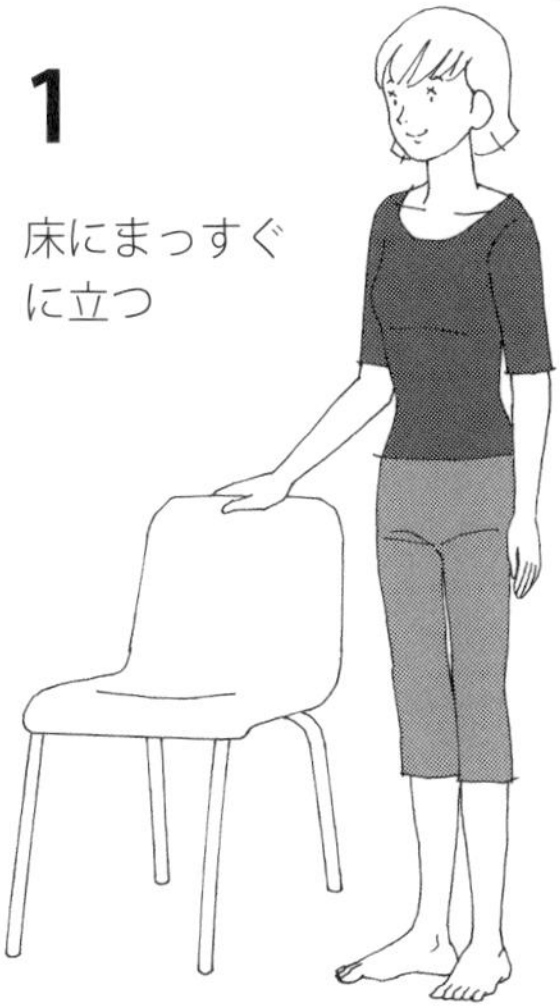

2

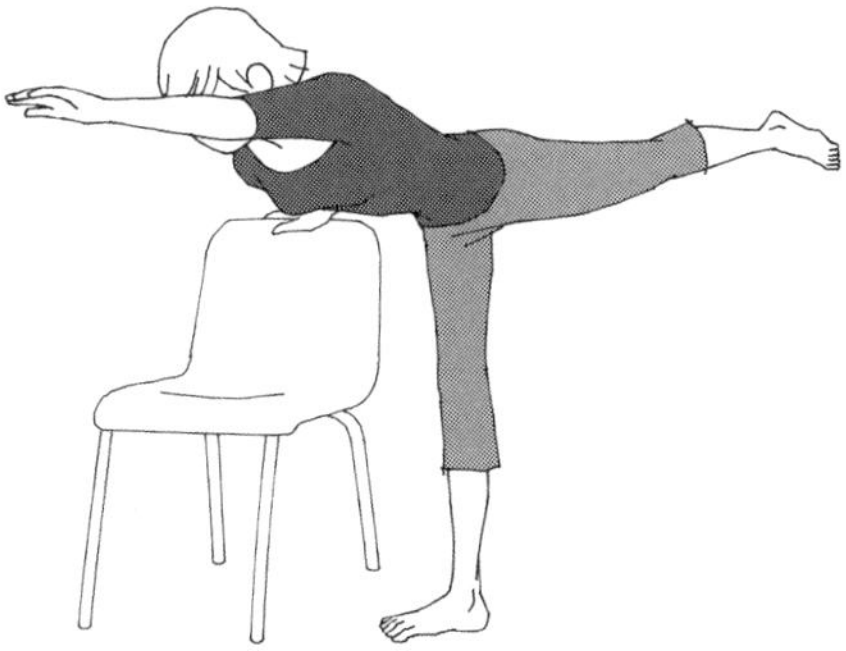

3

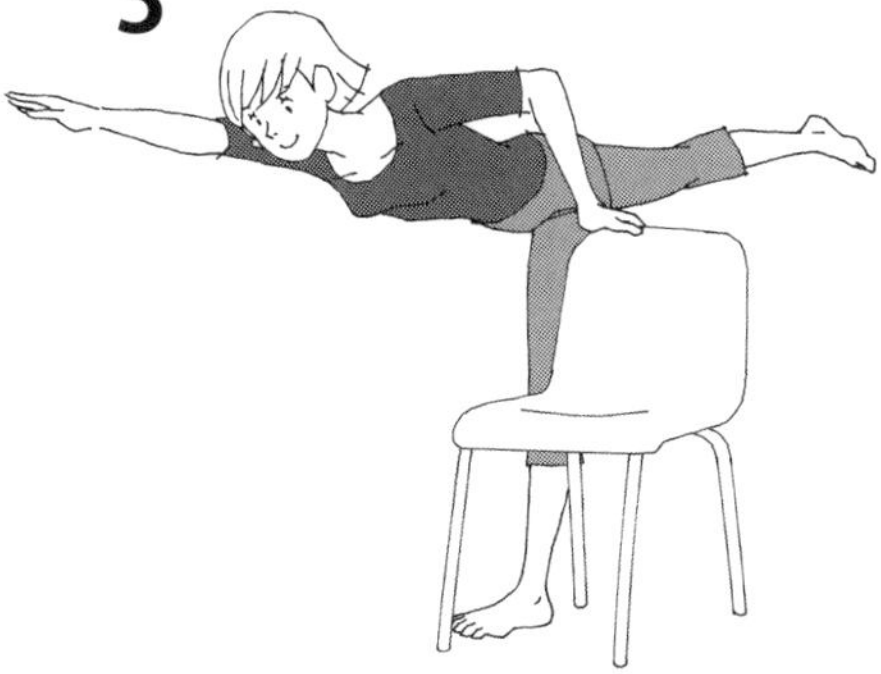

右足で立ち、息を吐きながらゆっくりと左手、左足を伸ばす。３秒から５秒かけて水平になったら、息を吸いながら３秒から５秒かけて、ゆっくりと戻る
５回くり返す

次に足をかえて、同様に右手、右足を水平に伸ばしてから、ゆっくり戻る
５回くり返す

左右各５回を１セット
１日に１回

床に手足をついてやるやり方

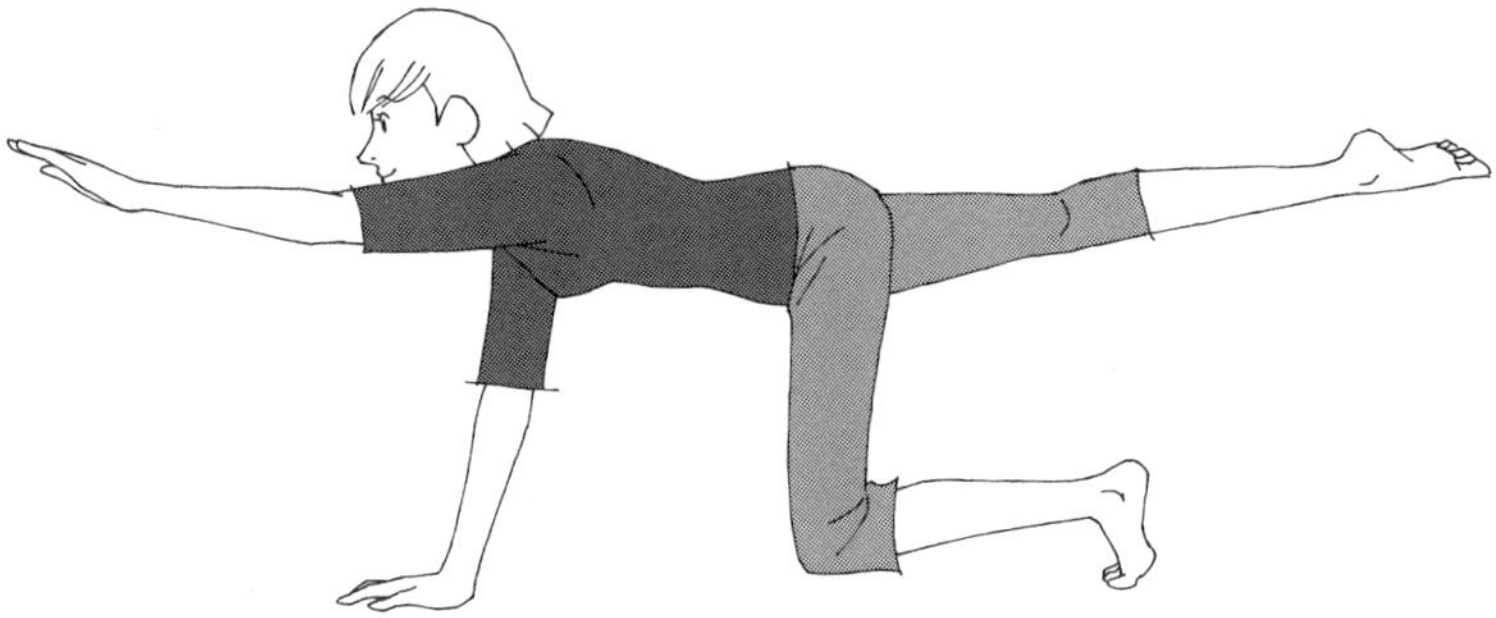

立ってやるのがつらい人は、床に手足をついてやってみる。左手と右足のように、対角の手足を、床と平行にあげる。次に手足をかえておこなう

ひとつのやり方として、床に手足をついて、片膝立ちでやってみたらどうでしょうか。まずは、できる範囲からやりましょう。

開脚ワイドスクワットで転ばない筋肉をつける

下半身の筋力アップ

歩幅が狭くなってはいませんか？　小さな段差につまずいたりしませんか？

生理的湾曲を長持ちさせるのは下半身の力です。下半身の筋力が正しい背骨を保ちます。その力をつけるのがスクワットです。

筋肉の70パーセントは下半身にあります。ここを鍛えることが究極の筋トレなのです。生理的湾曲をつけるのは「15秒背骨体操」、これを守るのは筋肉の力です。筋トレをすることで、正しい背骨の継続力をつけます。

からだを動かすことが少ない生活パターンでの運動量では、本来あるべき筋肉量を保てないのです。日ごとに筋肉が減ってしまうその前に、「開脚ワイドスクワット」を心がけておこないましょう。１日に何回でもＯＫです。

▼開脚ワイドスクワット

1　足を肩幅の2倍に広げて立ち、つま先を外側に向けます。両腕は頭の後ろで組みます。

2　ゆっくりと腰を落としていき、膝をできる範囲まで曲げたら、もとの姿勢に戻ります。続けて、止まらずそのまま腰を落としていきます。

1セット5回。ゆっくり休まずがポイントです。1日何回おこなってもいい体操です。

膝が悪い人、痛くなる人は腰を10センチさげる程度にしてください。膝は深く曲げないこと。

開脚ワイドスクワット

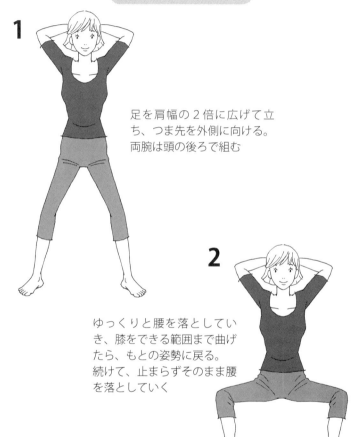

1

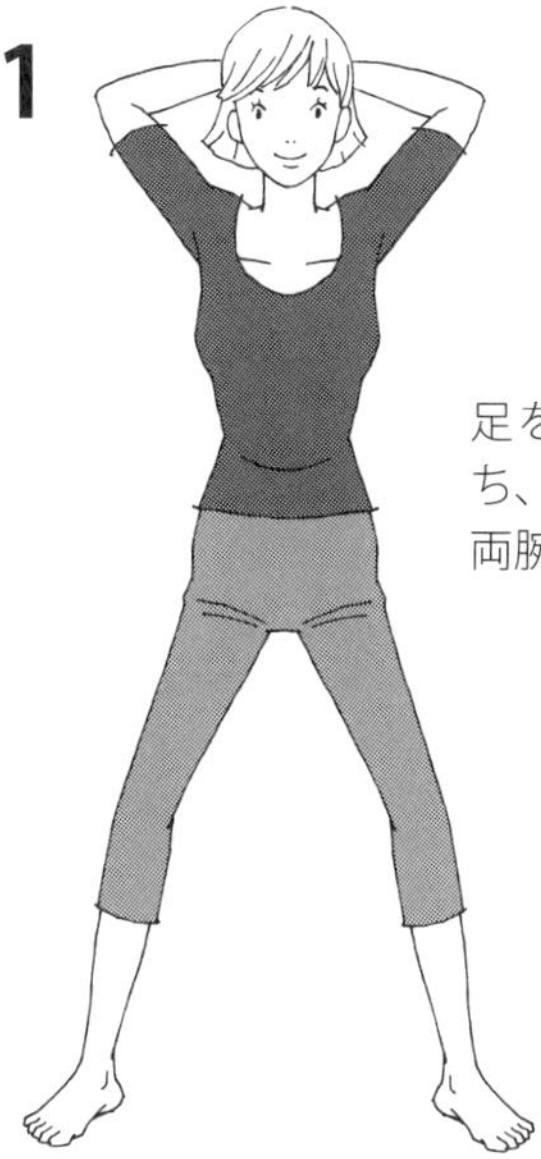

足を肩幅の2倍に広げて立ち、つま先を外側に向ける。両腕は頭の後ろで組む

2

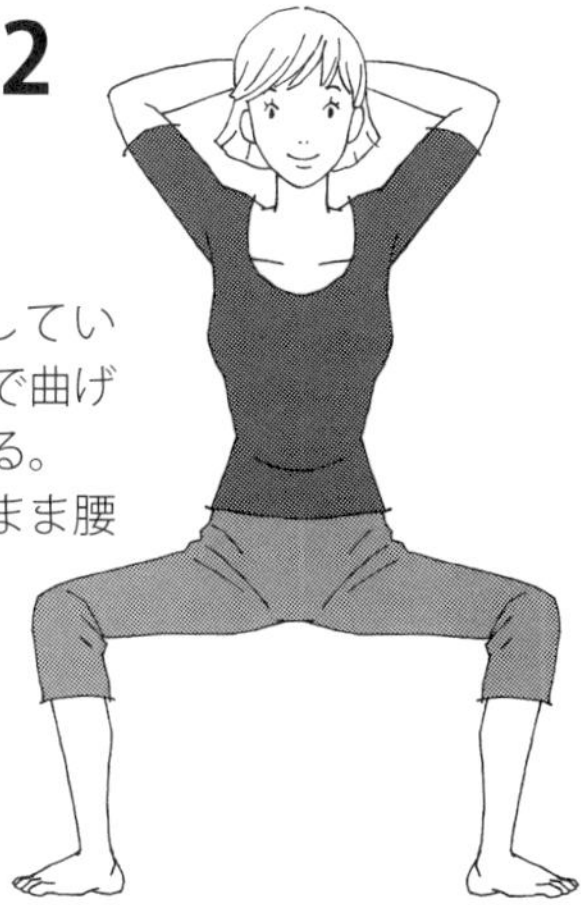

ゆっくりと腰を落としていき、膝をできる範囲まで曲げたら、もとの姿勢に戻る。
続けて、止まらずそのまま腰を落としていく

1セット5回
1日に何回おこなってもいい

足ふり体操で股関節まわりを強化する

運動以上の筋トレ

足ふり体操の第1段階は、生理的湾曲を保つ筋肉をつけます。片足でバランスを保って立つことで、大腰筋を含むインナーマッスルにとって長時間の歩行運動以上のトレーニングになり、足の骨も丈夫になります。

第2段階の足ふり体操は、股関節まわりの筋肉が強くなると同時に引きしまり、足が強くなります。うれしいことに、中年になると落ちにくい腰まわりの贅肉《ぜいにく》がすっきりします。あなたの立ち姿がすっきりして、動きに切れが生まれ、颯爽《さっそう》と歩けるようになるでしょう。畳《たたみ》のヘリでつまずいたりしなくなります。

立って、足をゆっくりとふるだけの体操、さびつきやすい股《こ》関節《かんせつ》を磨《みが》きましょう。準備のための第1段階で安定してきたら、足ふり体操の第2段階にうつりましょう。

▼第1段階

1　片足をあげて立ちます。あげた足の筋肉でバランスをとらないために、5センチくらいあげること。そのまま1分間キープします。目は開けたまま。ぐらぐらしないようにイスなどにつかまってもいいです。

2　足をかえて、1分間キープします。

合わせて2分です。毎日練習していると安定してきます。安定したなと思ったら、第2段階にうつります。

＊この体操は、ダイナミックフラミンゴ療法と言われ、昭和大学病院整形外科の阪本桂造客員教授が提唱された体操です。

第１段階

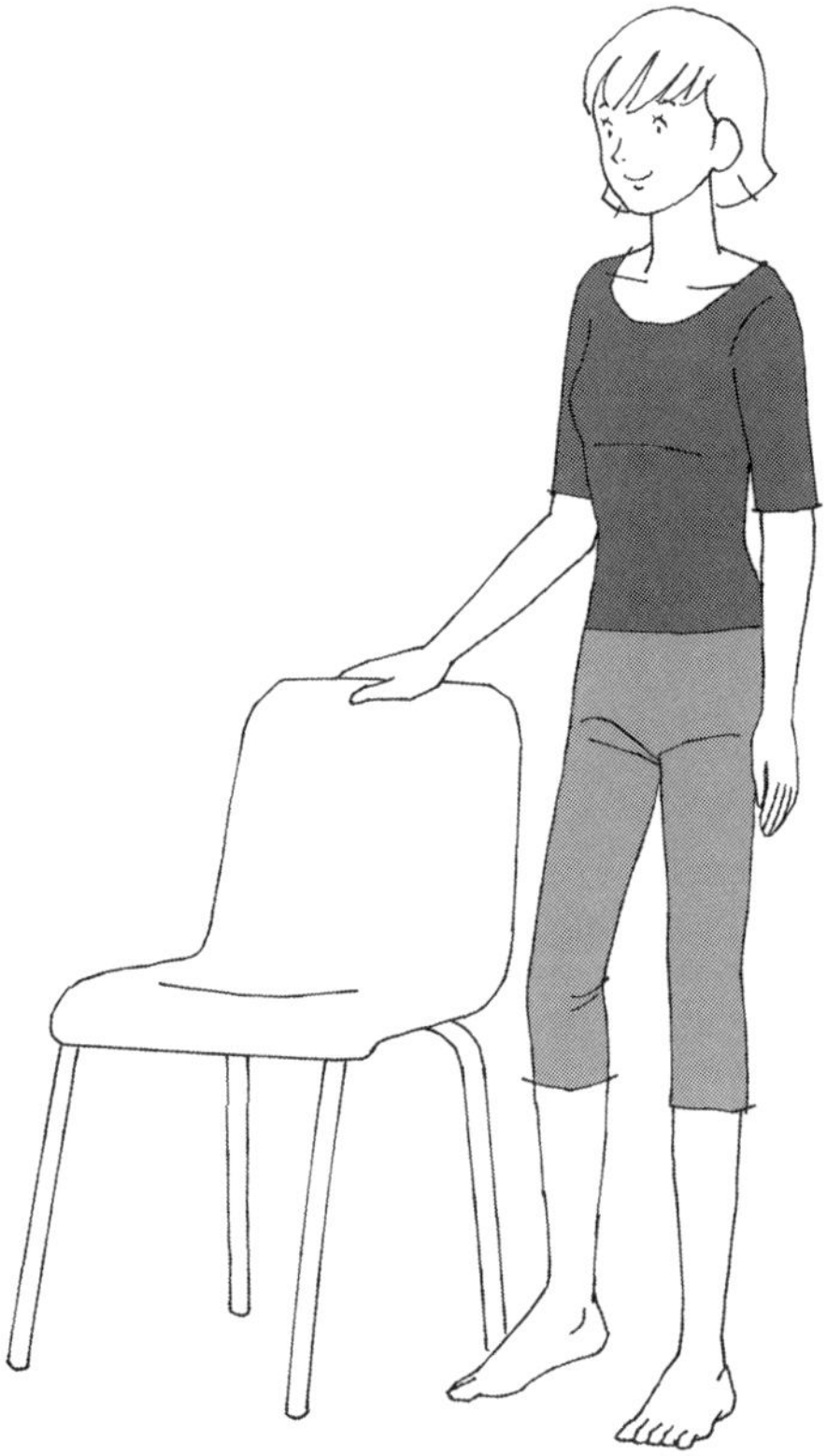

片足を５センチくらいあげて、１分間キープする
両目は開ける
ぐらつくようなら、何かにつかまってもいい
足をかえて、また１分間キープする

▼第2段階

片足を前に後ろに、右に左に、ゆっくりと各30回ふります。

前にゆっくりとふるときに、大腿四頭筋《だいたいしとうきん》（太ももの前面にある強い筋肉）が鍛えられます。

後ろにゆっくりふるときに、ハムストリング（下肢の後ろ側をつくる筋肉）が鍛えられます。

内側にゆっくりふるときに、内転筋（太ももの内側にある筋肉）が鍛えられます。

外側にゆっくりふるときに、外転筋（太ももの外側にある筋肉）が鍛えられます。

第２段階

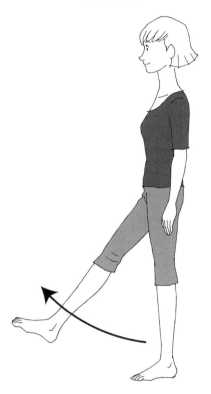

片足を、前後に30回、左右に30回ふる
反対の足も同様におこなう

第3章

つらい痛みが消えていく
15秒背骨体操

痛みをとる秘策

原因不明の痛みが大多数

慢性の痛み、とくに腰痛の85パーセントは、原因がわからないといいます。

ＭＲＩの撮影で原因が特定できるものは、２割がせいぜい。かりに異常が見つかっても、加齢による正常な変形範囲だったり、異常部位が実際に痛みを感じている部位とは違っていたりします。

そのため、何かを見つけても原因とはいい切れず、結局は原因不明といわれてしまいます。ヘルニア、変形性腰椎症《へんけいせいようついしょう》、脊柱管狭窄症《せきちゅうかんきょうさくしょう》と病名をもらえる人はごく少数で、あとは原因不明なのです。

かといって、病名がわかっても、その病気の治療法はかなり限られており、手術をするか、痛みどめで対症療法をするかの二者択一の場合がほとんどです。病名がわかろうがわかるまいが、途方に暮れるのは同じです。

こんがらがったからだ

慢性の痛み治療は、たいへんむずかしいものです。

身体均整法では、慢性になった痛みに対しては、その部位はさわりません。異常を生みだしているからだの形を探っていきます。からだ全体を見て、その痛みを生むにいたったゆがみ個所をととのえることで、異常な部分を変えていきます。

からだには気の流れ、経絡《けいらく》の流れ、血液・リンパなどのたくさんの流れがありますが、それがねじれたホースのようになって痛むのです。

身体均整法は、さまざまなこんがらがったからだを扱ってきました。痛みというのは、現象でしかなく、本当の原因は奥深く眠っているものです。手技や体操によって少しずつねじれがとれるにつれて、本来の姿が戻ってきます。本当の引き金になった原因が除去されたのです。

「頭と背中が痛くて眠れない」と訴える方がありました。施術《せじゅつ》をしていくと、少しずつねじれがとれていきます。

まず「肩甲骨《けんこうこつ》の間が楽になった」、次に「息が吸えるようになった」、「首が動くようになった」、「頭が痛まない日が増えた」、「腰が楽になって長く歩けるようになった」と薄皮がはがれるようにねじれがとれていき、それにともなって痛みが消えていきました。その方の痛みの原因は、子どものころ滑《すべ》り台から落ちたときに打った尾骨《びこつ》のねじれでした。

痛みの迷路から抜けでる近道

痛む個所にふりまわされていては、痛みをなくすことはできません。「肩が痛いのに背骨体操は関係ないだろう」と考えないでくださいね。全体の流れ、全体の姿勢をととのえるには、「15秒背骨体操」が最適なのです。

「背骨の生理的湾曲《わんきょく》をととのえることが、痛みの迷路から抜けでる近道」と思いつづけてください。

背骨をととのえ、生理的湾曲が出てくると、打ちこんだ尾骨はもちあがり、曲がりも矯正《きょうせい》されます。そのころには頭痛も感じなくなり、元気になります。慢性の痛みには、背骨で勝負です。

腰痛を15秒背骨体操で治す

20度の角度問題

ヘルニア・脊柱管狭窄症・ぎっくり腰・坐骨《ざこつ》神経痛・下肢《かし》のしびれなど、腰の痛みを生む原因はさまざまです。

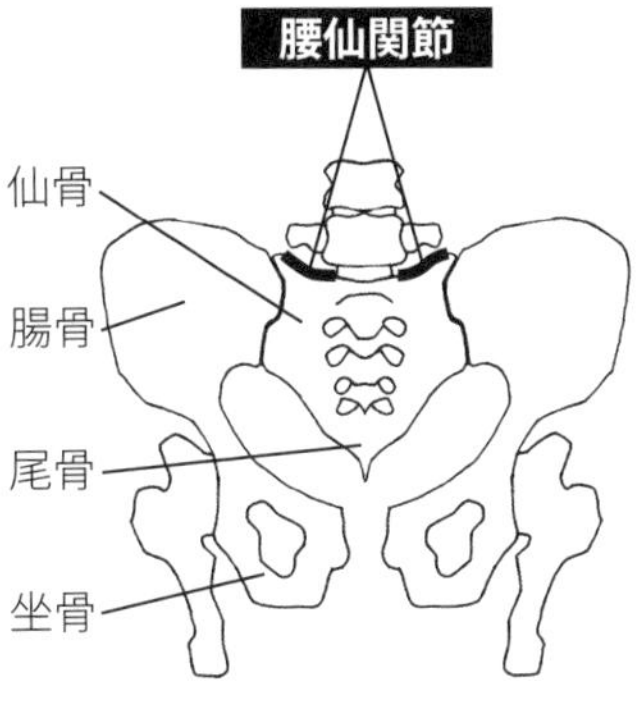

骨盤（後面）

いずれも、炎症が引いてからは「15秒背骨体操」ができます。

腰痛は、すべて骨盤《こつばん》と背骨のつなぎ目である腰仙《ようせん》関節に問題があります。ここには生理的湾曲を保つために微妙な角度が保たれています。腰椎《ようつい》と仙骨《せんこつ》の前面の角度を20度に維持することで、人は直立し、動けるのです。

角度が20度以下になると、生理的湾曲が少なくなって背骨は鉛筆状になり、問題が起きます。

20度を超えると、生理的湾曲が強くなりすぎてしまい、筋肉にむだな疲労がたまり、痛みになります。

「15秒背骨体操」で生理的湾曲をととのえることが、慢性の痛みを改善する近道です。

痛まないようにする工夫

「15秒背骨体操」をするときに痛みが出る場合は、痛まないような形でしましょう。どのような形にしても痛みがある場合は、やらないでください。

痛まないようにする工夫とは、次のようなものです。

- 手を頭上にあげると痛い場合は、痛みが出ない高さまであげる
- 立つと痛みが出る場合は、座ったまま背筋を伸ばし（仙骨をまっすぐにする）、手をあげる
- 息をとめて一気に脱力のときに痛む場合は、ゆっくり息を吐き、脱力する

肩こり、首こりを15秒背骨体操で治す

からだの片側に緊張がある

万年肩こりの人は、肩の高さが左右で違います。服を着ているのでわかりにくいですが、骨盤の高さも肩と同じように違います。

右肩が高い場合は右腰が高い。からだ全体の片側が緊張傾向にあることが、肩こりの特徴です。

肩こりの人が、正座ではなく横座りを好むのも、このゆがみのためです。

「15秒背骨体操」に加え、仙骨たたき（91ページ参照）も効果的です。

しばらく「15秒背骨体操」を続けると、1週間もしないうちに肩こりが楽になるでしょう。

もんでも、ほぐしても治らない

頸椎《けいつい》(背骨の首の部分)のゆがみは、生理的湾曲が少なすぎる人に特徴的な症状です。首をもんだりほぐしたりしても治《なお》りません。そればかりか、首は細いので頸椎のまわりの神経や筋肉を痛めてしまいます。

「15秒背骨体操」で、生理的湾曲をつくっていくことが最善の策なのです。体操をするときには、頸椎を意識しないこと、腰をしっかり伸ばすようにすると、連鎖《れんさ》して頸椎が改善されます。

首は筋肉が少ないうえに、すぐ上の重い頭をささえています。頭の重さは、体重の10パーセント程度あります。50キロの体重の人は、5キロの頭を細い首でささえているということを考えてください。

首はとてもデリケート。あんなに細いのに神経、血管、リンパなどの重要なものがたくさん張りめぐらされているうえに、重くて重要な脳をささえています。

無理ができない場所なのに、首がつらいときに、思い切りふってボキッといわせて、すっきりしたといっている人がいますが、これはよくないですよ。

少ない筋肉量が衝撃を何度も受けると、ゆるんでしまい、硬い場所をさらに硬くし、ゆがみを悪化させます。

そうなると人為的むち打ち症で頭痛のもとになります。

頭をささえているのは首の筋肉ではありません。背骨全体の筋肉が、バランスを保って動くことで、細い首に負担をかけないように、頭をささえているのです。

「15秒背骨体操」とともに、仙骨たたきをしっかり、しばらく続けるうちに肩こりや首こりは改善していきます。

頭痛を15秒背骨体操で治す

片頭痛か緊張型頭痛か

頭痛の原因は大きく分けると二種類です。

脳の血管が急激に拡張されて起きるのが「片頭痛《へんずつう》」です。脳の血管が拡張して、まわりの三叉《さんさ》神経を刺激し、それによってさらに炎症物質が出て痛みを増幅させます。

「緊張型頭痛」といわれるのは、頭や首の筋肉の緊張から、脳への血流が悪くなり、しめつけられるような痛みになります。

ともに血流障害です。血流が多くなっている片頭痛は、首や肩を温《あたた》めないで冷やす。反対に緊張型頭痛は、首や肩を温めると血流がスムーズになり、楽になる。この二通りの対処法を覚えておいたほうがいいかと思います。

ただ、どちらの場合も、「痛くなる前に肩、首がこる」と自覚される方がたくさんいます。これをキャッチしたらすぐ「15秒背骨体操」をして、首や肩がこらないようなからだに変えていくことで、頭痛になりにくくなります。

思いもかけない頭痛のルーツ

近年、頭痛の人が多くなっています。

Eさんは、10代から頭痛に悩まされていました。月に何度かは、吐くほどの痛みがあり、立っていられないぐらいの頭痛に悩んでおられます。

脳血栓《のうけっせん》を心配する症状ですが、頭痛外来に通っているので画像確認はすませ、異常がないことはわかっています。

頭痛外来では、痛みどめの薬を、からだに負担がないように処方しながらの治療になります。

そんな中、この30年におよぶ頭痛は、からだのゆがみからくるのではないかと、私のところに来られました。

頭痛の方は、必ず骨盤に異常があります。Eさんは、小学生のとき、乗っている車が停止しているところへ後ろからぶつけられた経験がありました。

同じように頭痛外来を受診した後、来院された方は、20年前に自転車で転んでおしりを打った、という経験がありました。

また、片頭痛に悩まされる別の方は、30年前になりますが、小学生のとき、遊びでブロック塀《べい》の上を歩いていて落ちた、という経験がありました。

頭痛に悩む方には、必ずこのような骨盤を強打した経験があります。

ですから、頭痛こそ「15秒背骨体操」を試してみましょう。

背骨の動きが出ると、骨盤と頭によい変化が出てきます。

坐骨ゴロゴロ体操（84ページ参照）もあわせておこなうと効果大です。

膝痛を15秒背骨体操で治す

なぜ膝は治りにくいのか

70代になると、膝が悪い方がとても増えると思いませんか。杖《つえ》をついている女性のほとんどは、膝の痛みでしょう。毎週注射して、毎日マッサージに通っていながら治らない。

どうして膝痛は治りにくいのか？　それは腰のねじれが改善できないからです。

腰にねじれがあるとどちらかの骨盤が前に出て、膝《しつ》関節がまっすぐ前を向けないことから、ゆがんできます。

膝は、体重の負担をバランスよく2本の骨で足首に分散して、スムーズな歩行をさせなければなりません。

膝関節は、大腿《だいたい》からの太い骨が、２本の細い骨、腓骨《ひこつ》と脛骨《けいこつ》に分かれていくところにあります。

2本の細い骨は、足関節で距骨《きょこつ》や足根骨《そっこんこつ》に分かれ、さらに5本の足の指に体重を分散しています。そうすることで、立つ、歩く、走るといった複雑な動きをします。

2本の骨にバランスよくエネルギーを分散できないと、膝の内側が痛かったり、外側が痛かったりします。

そのうちに足首の動きも悪くなって、膝痛を助長します。

骨盤にある仙腸関節がポイント

「15秒背骨体操」で、骨盤のバランスをとることが、まず治療の始まりです。

その後に、いちばん問題となるのが仙腸《せんちょう》関節、この動きの回復がたいへんむずかしく、膝痛を改善できない原因になっています。

この関節は手技者にとってもむずかしい部分です。セルフトレーニングで毎日コツコツと改善することをおすすめします。

ここでは、カエル足体操をご紹介します。

▼カエル足体操

1　うつぶせに寝ます。

2　右の膝を腰の高さまで引きあげます。

3　右膝を腰に近づけ、右側の腰を床からあげていき、10秒キープ。

1に戻って、30回を1セット。次に左も同様に。1日に1回おこないます。

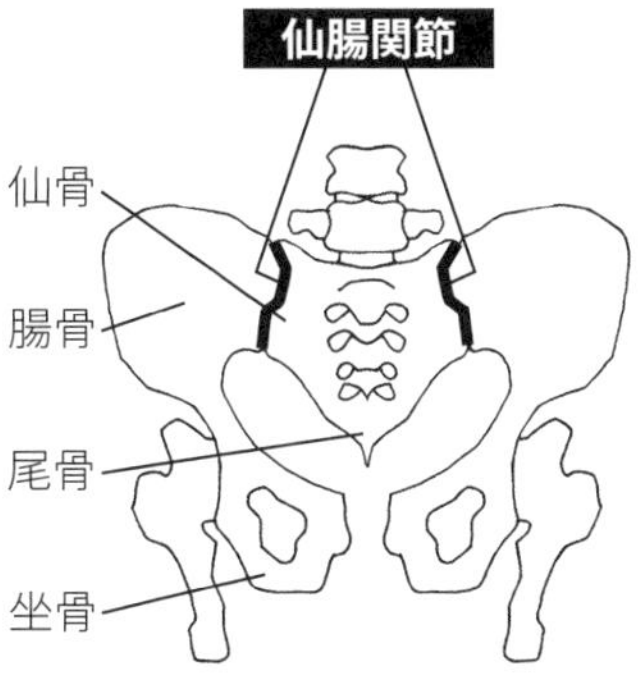

骨盤（後面）

カエル足体操

1

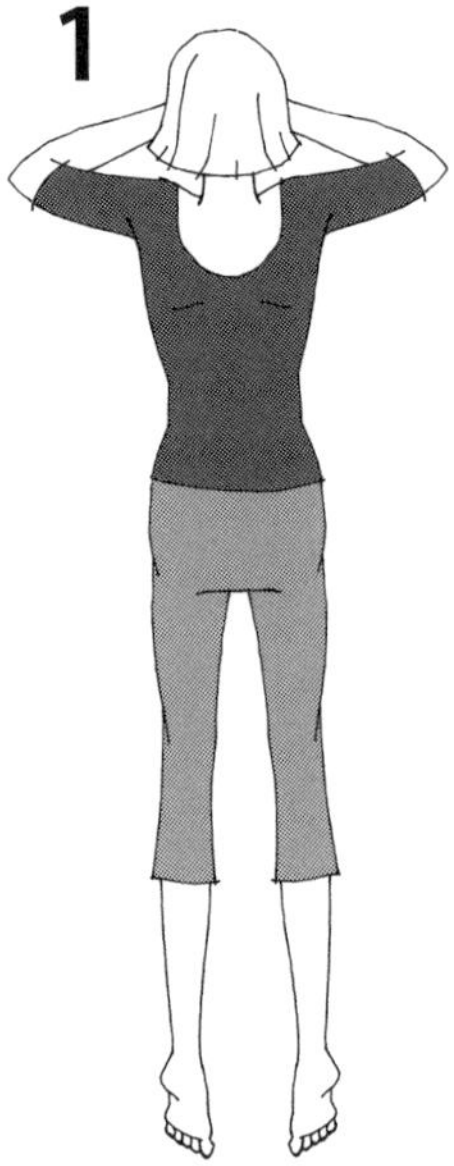

うつぶせに寝る

2

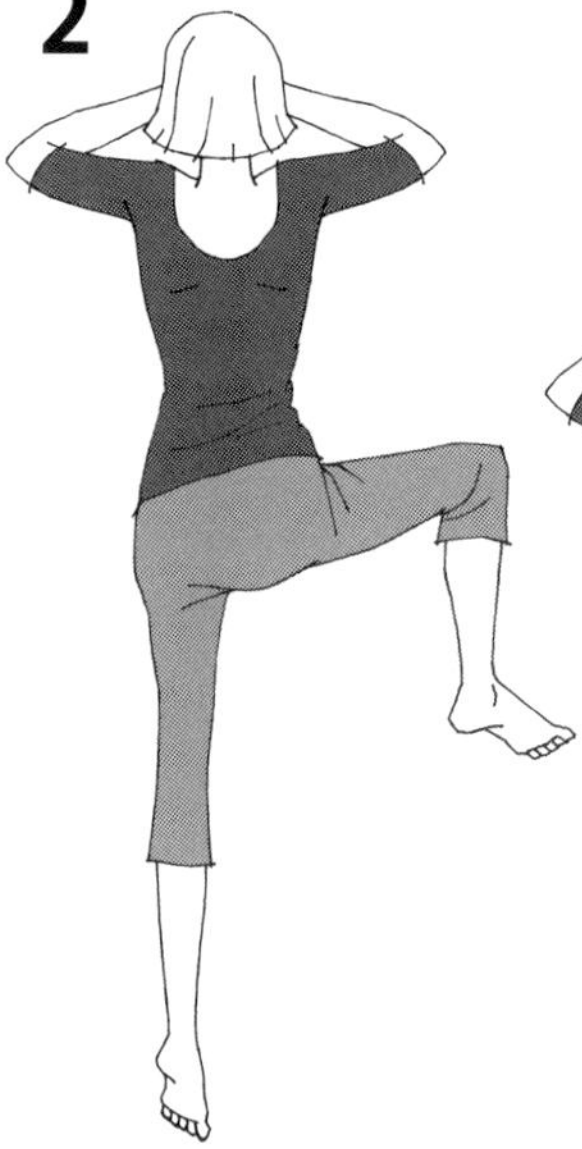

右の膝を腰の高さ
まで引きあげる

3

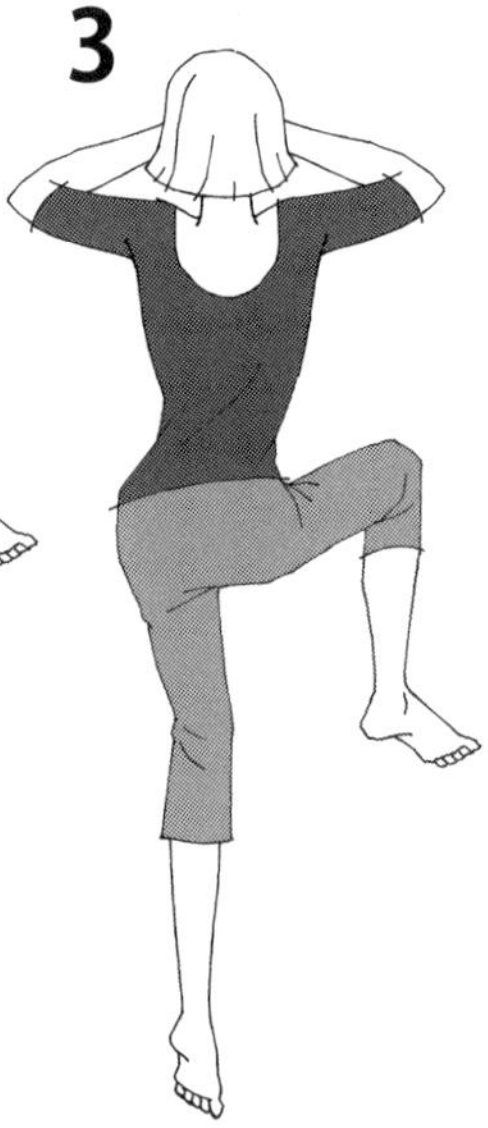

右膝を腰に近づ
け、右側の腰を
床からあげてい
き、10秒キープ

1 に戻って、30回を1セット
次に左も同様に
１日に１回

目の不調を15秒背骨体操で治す

ドライアイ・老眼・白内障・飛蚊症《ひぶんしょう》と、目の悩みもいろいろあります。

いずれの症状にも共通するのが、頸椎にゆがみがあることです。

生理的湾曲を改善し、頸椎をよい状態にするとかなり楽になります。

また、頭蓋骨と頸椎の接続部である頭頸関節には、「15秒背骨体操」による刺激がよくはいり、頭が楽になります。

手足の動きが目にも好影響

ボケ防止の体操には、腕を伸ばすことと、つま先立ちが必ず組みこまれています。

手足の動きが首、頭に影響することは実証されているので、この体操はボケ対策にもなるのですね。

年をとると耳が遠くなったり、目が悪くなるというのは、すなわち老化とは頭が固

くなるということなのです。目だけではなく、考え方、からだの動きを老化させない
ためにも「15秒背骨体操」を試してください。

第4章

老けないからだになる 15秒背骨体操

動きのない背骨が3つ並んだら病気です

背骨は毎日体調を語っている

前にも述べましたが、病気には病気の姿勢があるのです。胃が痛いときは、背中を丸めてしまうように、頭が痛いと頭を抱えこむような姿勢になります。膝《ひざ》が痛いとかばって腰をかがめて歩く。腰が痛いと膝を曲げて歩く。

内臓も痛む部位で姿勢をつくっていきます。

高血圧の人は、首と背中のつけ根が盛りあがって、右肩があがっています。

膀胱炎《ぼうこうえん》の人は、腰がねじれていて、左右どちらかの腰が前に出ています。

糖尿病の人は、左肩があがっています。

胃弱の人は、背骨と肩甲骨《けんこうこつ》の間をはかると、左が広くて右が狭く、背骨が後ろに張りだしています。

自律神経は脊髄《せきずい》から出て、からだ中をめぐり、内臓、血管などの働きをコントロールし、からだをととのえる神経で、すべての内臓、血管、分泌物《ぶんぴつぶつ》を支配しています。人は血管や内臓を自由に動かすことはできませんが、自律神経は人の意思《いし》とは関係なく働いているので、自然に胃が動き、心臓が動き、人は生きていけるのです。

この神経は、背骨の脇から出ているので、病気の表情が背骨のまわりに筋肉の撚《よ》れとして出て、背骨をゆがませます。

自律神経には、交感神経と副交感神経という正反対の働きをする神経がありますが、どちらが優位になっているかで内臓の動きを制御しています。

この神経のどちらが強すぎても筋肉が緊張したり弛緩《しかん》したりし、背骨をゆがませ、体調を悪くします。

私たち身体均整師は、背骨を見て、姿勢を見て、体調を見極《みきわ》め、ゆがんだ背骨をととのえることによって、元気になってもらうのが仕事です。毎日背骨とおつきあいをしています。

からだの不調は、薬に頼ってばかりでは回復しません。薬を飲んでいても、背骨を意識することで、薬の効果がぐっとあがります。

薬を飲むほどではないけれど、不調が続く場合は、ぜひ「15秒背骨体操」で背骨をととのえてください。

自分自身でからだの不調を知り、免疫力《めんえきりょく》をあげていきましょう。

動いてこそ人間

不調になると、背骨の一個一個が硬くなり、これを「動きがない骨」といいます。この動かない背骨が3つ続いていると本物の病気。その骨から出ている自律神経がカバーしている担当エリアの内臓が不調です。

背骨は内臓の姿を映す鏡です。動かなくなった背骨、右側もしくは左側に飛びでた背骨、へこんだ背骨を直さなければ病気はよくなりません。

病気の背骨は、全体が硬くなっています。

「15秒背骨体操」を1回したぐらいではびくともしませんが、毎日続けると楽になってきます。自分のからだが変わってきたことが実感できるでしょう。

人間は動物です。その文字通り、動いてこそ生きています。からだが動くだけではなく、血液、リンパ、エネルギー、気持ちも動いてこそ人間というもの。

まずは、背骨の動きをとり戻すことから始めましょう。

「15秒背骨体操」は簡単な体操です。それすらもつらいときは、寝たまま足を反《そ》らし、一気にゆるめるという方法をとりましょう。血流をあげることができます。

血液を流すには、足先の動きを高めると効果があるのです。血流がよくなれば、免疫力がぐっとつきます。

血圧や内臓の異常も15秒背骨体操で治す

大股で歩けなくなったら

高血圧になると、首と背中のつけ根が盛りあがってきます。そして右の肩が高くなって、首ねこ背になってきます。胸椎《きょうつい》1番といわれる首と背中の境の骨が妙に大きく飛びでています。

この部分の異常は、腰椎《ようつい》5番、背骨と骨盤のつなぎ目にあたる場所の動きを悪くし、大股では歩けません。また開脚が苦手《にがて》になります。

股関節《こかんせつ》にも異常が出て、高血圧は左足の股関節、低血圧は右足の股関節が硬くなり開きにくくなります。高血圧、低血圧になるとともに、大股で歩けなくなります。

開脚、とくに左右開脚を十分にしましょう。足をよく動かし、「15秒背骨体操」をすると血圧が安定してくるでしょう。

不整脈、狭心症《きょうしんしょう》といった心臓の疾患《しっかん》は、はじめは背中ねこ背から始まります。かかと重心になって、ふくらはぎが硬くなっているのが特徴です。そのせいで胸鎖乳突筋《きょうさにゅうとつきん》という首の側面にある大きな筋肉が硬くなります。

身体均整法での調整点は、足裏・アキレス腱《けん》・大腰筋《だいようきん》・胸鎖乳突筋になります。つまりは、かかと重心をととのえて、湾曲《わんきょく》をとり戻す「15秒背骨体操」ですべて改善します。

消化器に不調がある人へ

胃腸炎、胃《い》潰瘍《かいよう》、神経性胃炎、胃がん、胆石、脂肪肝、おなかの張り、これらはすべて消化器の不調として、からだのゆがみが出てきます。

消化器は、上下のゆがみといわれ、左右どちらかが上にあがる形になります。からだの右半身が、上に引っぱられてあがったり、反対に左半身があがったりします。

背骨は腰椎2番に負担がかかり、肩甲骨あたりの背骨が後ろに曲がって、ねこ背になっています。

また消化器が悪い人には肩こりがつきもの。消化器不調特有の姿勢を変えるだけで症状がよくなり、肩もこらなくなってきます。

「15秒背骨体操」をしながら、とくに、からだの脇のラインを伸ばすことに注意してください。

「15秒背骨体操」の中で、両手をあげたら、ゆっくりと左右に2回倒した後から、背伸びにはいりましょう。

毎日続けると、からだが変わってきます。

目や耳の不調、心の不調にも15秒背骨体操

老眼対策にも有効

眼精疲労・ドライアイ・老眼は、首・頸椎《けいつい》にゆがみがあります。

「15秒背骨体操」で生理的湾曲をつくり、とくに腰椎の1番と5番をねらって仙骨《せんこつ》に可動をつけると、頸椎は連鎖《れんさ》してすぐに改善されます。

目の疲れは作業中の姿勢にも関係があります。頸椎だけではなく背骨矯正《きょうせい》をすることでからだ全体の状態がよくなると、視力と疲れはかなり改善します。

老眼といった老化にともなう機能低下は、すべてよくなるということはありませんが、症状を軽減することができ、進行をゆるやかにします。

「老眼鏡をかえなくては」と話していた人が、「15秒背骨体操」をしてよく見えるようになったので、「老眼鏡の買いかえを控えている」といっている例が多数あるよう

に、体調がよくなるとかなり楽になるものです。

耳鳴りをなくすには

漢方では、耳鳴りは「腎《じん》の病《やまい》」といいます。「腎臓を強くして水毒を出せ」といわれますが、腎臓は老化とともに機能が低下するのは仕方がありません。

病気ではないある程度の耳鳴りは気にしないようにしても、からだのゆがみをととのえておくとかなり軽減します。

耳の病気は、アキレス腱が太くなる、わきの下とへその下が硬くなる特長があります。そしてなにより水の代謝《たいしゃ》が悪いのは腰椎5番の動きが悪いことにあります。「15秒背骨体操」で改善させましょう。

わきの下のマッサージ、へそ灸がおすすめです。

味覚障害には速効法がある

味覚障害には、亜鉛剤《あえんざい》を服用することをすすめられますが、頸椎3番のゆがみをとれば、速効で改善します。

頸椎３番だけをピンポイントでよくすることはむずかしいので、「15秒背骨体操」からゆがみを直し、頸椎に波及させるようにしましょう。

かなり早くに効果が出るものです。試してみてください。

めまいは消える

貧血性めまいは、「15秒背骨体操」でホルモンの安定、赤血球の安定をはかりましょう。胸椎８番、10番の動きが出てくれば、血液の状態も充実してきます。

耳石《じせき》性《せい》めまい（良性発作性頭位めまい症。内耳の中の古くなった耳石が三半規管《さんはんきかん》にはいりこんで起こる良性のめまい）は、身体均整法では、片手を上にあげ、ぶらぶらふって、その手を見るよう頭の角度を保つと耳石が動いてよくなるといわれています。

「15秒背骨体操」をするとき、上にあげた手を見ましょうね。

うまくいけば、１回でサーッと耳石が動いてしまうのが特徴ですが、その１回が今日なのか、１週間後なのか、あるいは３ヵ月後なのかはわかりませんが、何人もめまいが解消した方がいますので、期待して「15秒背骨体操」をしてみてください。

のどのトラブルの治し方

咽頭炎《いんとうえん》は、足首の動きを治さなくてはいけません。うちくるぶしを押すと異常に痛いところがあります。これをさすって痛みをとります。

扁桃腺《へんとうせん》は、腫《は》れたほうと同じ側の手首が反《そ》りません。ゆっくり反らして動きをとり戻します。

「15秒背骨体操」には足首の矯正、手首の矯正をする効果がありますので、いずれの症状にも試してください。

腎臓疾患や膀胱炎には

腎臓疾患では、2つある腎臓の片方の機能が低下し、腰のねじれが起こってきます。膀胱炎も骨盤のねじれが出ています。それがさらに膀胱を圧迫し、尿の出が悪くなり、背中までねじらせます。

腰の筋肉が盛りあがり、ぎっくり腰になりそうな痛みが出てきます。

歩くときスカートがくるくるまわってきたら要注意。夕方になると足のむくみがひどくなる人も要注意です。

「15秒背骨体操」と坐骨ゴロゴロ体操（84ページ参照）をおこなってととのえましょう。

生殖器の疾患には

子宮筋腫・子宮内膜症・卵巣嚢腫《らんそうのうしゅ》の異常がある方、生殖器一般は、胸椎11番がねじれています。

この骨は、背骨の生理的湾曲の中心となる骨でもありますが、少しねじれて、背中側に飛びでて、大きく見えることがあります。女性ホルモンの異常のときにこのようになり、動きが悪く、とても硬くなります。

これには「15秒背骨体操」がとても効果があるし、うつぶせでする胸椎11番体操（87ページ参照）も加えると効果的です。

子宮後屈《こうくつ》といわれた人も、骨盤の傾きが大きく作用するので、「15秒背骨体操」で骨盤をととのえることです。子宮の動きがよくなってくると生理のつらさがなくなり、妊活にもよいのです。

うつぶせでおこなう胸椎11番体操も合わせると立派な妊活体操です。

生理痛は薬に頼らない

生理痛は、仙骨のねじれと硬さが引き起こします。

本来、生理は痛くないもの。「15秒背骨体操」をすることで、仙骨をやわらかくてゆがまないようにととのえると、長年の生理痛がよくなり喜ばれています。

「生理痛はしかたがないわ」と、あきらめている女子が意外と多いのに驚きます。

「薬を飲めば大丈夫だから」と、その状態を改善しようとしないのは間違っています。

薬を飲みたくなるということ自体が異常だと考えて、骨盤に目を向けましょう。生理痛が激しい状態で放っておくと、出産も重くなるし、子宮内膜症などの病気に移行しかねません。

痛みはしかたないものではありません。薬を飲まなくてもいいように、すぐに「15秒背骨体操」を始めてください。

精神的につらいときこそ出番

精神的につらいときは必ず背骨の生理的湾曲に異常が出ます。頭の疲れが背骨を硬くし、それがさらに頭を疲れさせるという負《ふ》の連鎖が続きます。

湾曲がないと、からだを動かすたびに、足裏の刺激がダイレクトに頭にはいって、頭が疲れ、つま先重心になります。こんな人はいつもイライラ、焦燥感《しょうそうかん》に襲われます。過呼吸にもなります。

逆に、湾曲が強いとかかと重心になって、頭がボーッとしていつも眠い感じ、朝は二度寝をしたくなります。優柔不断になり、わけもなく恐怖感に襲われます。

深い呼吸ができなくなっているので、「15秒背骨体操」のときの呼吸を丁寧《ていねい》にすると効果が増すので、１日に何回もして、癖にするといいでしょう。

また坐骨ゴロゴロ体操（84ページ参照）で、骨盤をやわらかく動きやすくしておくこともおすすめします。

若いからだをキープする

これがわたし？


窓に映る自分の姿に愕然《がくぜん》！

自分の写真に驚愕！

背中が丸くなっている。目の下にたるみ、ほうれい線がある。シミが出ている。

こんな体験をしたら、背骨を見てみましょう。

努力なしで、よい背骨を保てるのは30代までですね。

もともと姿勢がいいといっても、下腹が出てきたり、首にシワが目立ったりしてきたときは、じつは背骨の生理的湾曲が強くなっています。

40代にはいって、乾燥肌が気になる、日によって髪が乾燥したり、ダイエットしても効果が出にくいなど、これも背骨に関係します。

大病をしたら背骨は曲がります。病気が治っても背骨をそのままにしていると60歳でシワシワのおばあさんです。

「60過ぎたら実年齢は関係ないわね」とか、「60代、70代といっても、人それぞれ」といったことをよく聞きますね。たしかにその通り。70歳といっても60歳にしか見えない方がたくさんおられますし、反対にどう見ても80歳を越えているとしか見えないのに70歳前だったりする方がいます。

高級な化粧品以上の力を発揮

若さを保てるのは、高級な化粧品でも、お肌に、髪にお金をかけているからでもありません。じつは背骨だったのです。

背骨さえきちんとととのっていれば、つまり生理的湾曲がととのった状態にあれば、代謝が保て、骨盤のゆるみも出なくて、若いままのからだでいられます。

背骨は、たくさんの筋肉がバランスをとって保たれています。深層部の筋肉、表面の筋肉、関節部、手足の筋肉、さまざまな神経線維が連絡をとりあってバランスを保っています。

「立てる」「動ける」「曲がる」というスムーズな運動、血液、リンパ、内分泌のスムーズな流れは、背骨の生理的湾曲が基本です。

老化すると、この生理的湾曲が必ず乱れます。

生理的湾曲が強くなるか、少なくなるかは、人によって違いがあっても、老けると生理的湾曲が狂ってくるのです。

頑固になったと思ったら

気持ちがドキドキしなくなる

年上の人を見て、どうしてあんなに頑固なの、いつも同じことばかりいうの、そんなふうに思うことがあるでしょう。

さて、自分はどう？

このごろドキドキしないわ。映画を見るなら寝ていたい。新しいことにあまり興味がなくなった。

そんなふうに感じてきたら、要注意。これも頑固者の始まりです。

生理的湾曲が少なくなると、腰椎が硬くなり、仙骨が硬くなります。そのため後頭骨が硬くなります。つまり頭が固く頑固になり、気持ちがドキドキしないのです。

腰椎が硬いので、やわらかい動きができなくなります。頭も同じで、柔軟な思考がしにくくなります。

背骨がまっすぐなので背筋が伸びて、スーツを着ると颯爽《さっそう》として貫禄《かんろく》が出て、とてもかっこいい。が、じつは硬くてまっすぐかも。

椅子には深くどっしりと座る。じつは、仙骨が硬い。からだが硬いのでお辞儀がしにくい。つまり会社でいえば社長さんタイプ。

かっこはよくても、ちょっと怒りっぽいかもしれない。自分の意見を押し通すから要注意です。脊柱管狭窄症や坐骨神経痛になりやすいのです。

頭が疲れるのは

生理的湾曲が少ないと腰椎1番が硬くなります。そうなると、からだ中の関節部が硬くなります。

手足の関節はもちろん、肩はあがりにくくなります。首も反りにくい、腰も反りにくい。柔軟さが欠けてきます。

筋肉も当然ながら硬くなります。

それらの硬さで、じつは頭が疲れるのです。血流も悪くなり、とにかく頭が疲れ、頭骨も緊張、ボーッとしてきます。

きりきりして疲れが激しくなると、幻覚を見たりします。

「腰椎１番が硬くなると悪夢を見る」と身体均整法でいわれていますが、まさに、寝ていても起きていても、閉塞感のある気持ちになってしまいます。

優柔不断になったと思ったら

二度寝のサイン

いましていることを忘れ、家の中を行ったり来たり。約束した時間が思いだせない。なんだかボーッとする。物事を判断することができなくて優柔不断になっている。そんな自分がいたら要注意です。

数字を覚えられない。忘れものが多くなった。いつも眠くて二度寝したい。こんなふうになったら立ち姿勢を確認してください。

歩く姿がねこ背になって、膝の間を広げていませんか。

背中が丸いと、前のものを見るときはアゴを突きださないと見えません。胸鎖乳突筋が緊張し、首が動かしにくくなり、咳《せ》きこみやすく、嚥下《えんげ》がしにくくなり、かみしめる力が弱くなります。年をとると食事中にむせやすいのも、そのためです。

生理的湾曲が強くなると骨盤が後傾するので、骨盤内の筋肉がゆるみ、やせていても下腹だけに脂肪がついて大きくなります。

むくみやすく、冷えやすくなります。大股では歩けないので、足があげにくく、つまずきやすくなります。

ボケの前兆

生理的湾曲が強くなり、腰椎５番が硬くなると、からだ中の関節部がやわらかくなります。腰椎１番の場合と反対に、手足の関節、膝《しつ》関節、股関節のしまりがなくなります。

関節のしまりがないと、いろいろなめぐり、血液、リンパ、気の流れが悪くなります。ボーッとしてきて、ボケの前兆です。

生理的湾曲を保って、老けないからだにしましょう。

「背骨力」で若返る

顔のシワとさよなら

ほうれい線や顔のシワ。顔のことなのに、生理的湾曲が強いことが原因なのです。つまり骨盤内筋肉がなくなって湾曲が強くなる。とくに更年期を過ぎた女性は子宮、卵巣の動きが弱り、骨盤内筋肉が一気になくなります。

下腹の筋肉がゆるんで脂肪がどんどんたまって、やせていてもおなかだけは大きい。生理的湾曲が強くなっている状態です。

こんな人が、不思議とほうれい線が出て顔にシワが増えていくのです。

おなかがたるんで、泌尿器と腎機能が弱ります。水分代謝が悪くなるので、皮下にリンパがたまってブルドッグ顔になってしまうというわけです。

水分をからだ中にめぐらせたいですね。そうすれば顔のシワだけでなく、太ももがカサカサしたり、背中がカサカサしてシャツを着るとかゆくなったりすることもなくなります。

「15秒背骨体操」をすることで、正しい湾曲をとり戻し、ほうれい線とさよならしましょう。

加えて、大腿《だいたい》二頭筋《にとうきん》、ハムストリング、腹筋の力をなくさないように。開脚ワイドスクワット（98ページ参照）をすると有効です。

また、ほうれい線を消すには、自分の舌で歯ぐきマッサージをするのも効果的です。

顔も背骨で変わる

顔が大きくなったと感じませんか？　それは骨盤のゆるみが原因です。

美容院の鏡で、エラが張ってきたような感じを受けるときがありますね。スナップ写真を見たら、自分とは思えない大きな顔。これは明らかに、生理的湾曲が強くなった、背骨の老化です。

エラの出っぱりと腸骨の出っぱり方は、相関します。昔はおなかもこんなに出ていなかったはず。年とともに「こんなに腰まわりが太くなってきた」と思うでしょ？

そのとき鏡を見ると、エラが張ってきています。

顔が変わったのは、背骨が変わってしまっているからです。背骨の形を変えることで回復しますので安心してください。

立ち姿勢がきれいになると、顔も小さくなります。

筋肉は、いつまでも変化できる組織ですから、まだまだあきらめてはいけません。

「15秒背骨体操」で湾曲をとり戻してください。

下半身デブはNG

やせていても、下腹、へそから下だけがどんどん太くなってたるむ。これは女性だけでなく、男性も同じです。

内臓をささえる筋肉が衰《おとろ》えて下垂し、骨盤をささえられません。美容に悪いことはもちろんですが、**内臓脂肪がつきやすくなりますので、成人病になりかねません。**

一日のわずかな努力で改善できるのですから、早々に「15秒背骨体操」で正しい姿勢をとり戻しましょう。さらに筋肉をつくる体操が必須となりますので、開脚ワイドスクワット（98ページ参照）、水平バランス（94ページ参照）を合わせておこないましょう。

体重が落ちない理由

いろんなダイエットをしても体重が落ちない。20代では、食事制限をしたら1キロ2キロはすぐに落ちたのに、一駅歩けばすぐに体重は落ちたのに。

ところが、このごろは食べなくても体重変化がないし、さらに運動をすればするほど体重が増える不思議な現象が起きている方。これは、代謝機能が老化したということですね。

20代の素晴らしい代謝の時期は短いのです。生理的湾曲がなく、かかと重心で立って、気がつかないけれど、立ち姿勢が若いころとは違っているのかもしれません。

まずは代謝アップをめざしてはどうでしょう。生理的湾曲をとり戻す「15秒背骨体操」をして、それからいろいろなダイエット法をためしてみても損はないはずです。

ねこ背に似合う服はない

姿勢に年が出る

遠くに立つ友人が、やけに老けて見えることがありませんか。後ろ姿にびっくりしたり、人混みで見分けられなかったり、遠目では老けたことをごまかすことができません。

姿勢がものをいうとはよくいったものです。気づかないうちに忍びこむ老いは、背骨に出ます。

服を着こなすには、それに合う姿勢があります。まず、ねこ背に似合う服はないし、足の筋肉がしっかりして、おしりがプリッとしていないとヒールがはけません。

姿勢をよくするために、生理的湾曲をつくる筋肉を矯正しましょう。ジムで毎日トレーニングする。毎日1万歩、歩く。でも、そこまでしなくても姿勢は改善できます。

これからアスリートになるわけではなく、いまよりも老けこまないようにしたいだけ、とお考えの方なら、正しい背骨を維持できる「15秒背骨体操」をすればいいのです。

膝の間をチェック

両足をまっすぐそろえて立ったとき、膝の間はどうなっていますか？

離れてくっつかなかったら、生理的湾曲が少なく、骨盤が後傾し、大転子（太もものつけ根の骨ばった部分）の位置が後ろ側になっています。

そうなると下半身に肉がつきやすく、むくみやすくもなります。高齢になると膝痛を引き起こすもと。「15秒背骨体操」が必要です。

20歳のおへそはウエストラインにある

20歳のおへそはウエストのいちばん細いところにあります。背骨が曲がって、内臓が下垂すると、おへその位置はさがってきます。年をとるにしたがい、おへそがさがってくるのです。

こうなると腸にガスがたまり便秘になりやすい、おならが出やすくなる。
年をとればとるほど、「15秒背骨体操」はあなたの味方になりますよ。

著者略歴

福岡県に生まれる。アピア均整院代表。身体均整師会副会長。身体均整法学園で身体均整法を学び、東京・高田馬場と祖師ヶ谷大蔵に治療院を開業。ストレスや不調をかかえる多くの人々と日々向きあい、高い治療実績をあげている。身体均整法学園講師。
著書には『1日1分！　骨盤ゴロ寝ダイエット』『1日1分！　くびれ美尻ダイエット』（以上、世界文化社）、『ラクちん骨盤・背骨のゆがみ直し健康法』（ＰＨＰ研究所）、『15秒骨盤均整ダイエット』（静山社文庫）、『「治る力」をググッと強くする本』（さくら舎）などがある。

15秒背骨体操《びょうせぼねたいそう》で不調《ふちょう》が治《なお》る
——腰《こし》・肩《かた》・頭《あたま》・目《め》・胃腸《いちょう》がすっきり！

二〇一七年三月一三日　第一刷発行

著者　松岡博子《まつおかひろこ》

発行者　古屋信吾
発行所　株式会社さくら舎　http://www.sakurasha.com
東京都千代田区富士見一-二-一一　〒一〇二-〇〇七一
電話　営業　〇三-五二一一-六五三三　ＦＡＸ　〇三-五二一一-六四八一
　　　編集　〇三-五二一一-六四八〇
振替　〇〇一九〇-八-四〇二〇六〇

装丁　アルビレオ
装画　Sodapix／アフロ
本文イラスト　須藤裕子
本文組版・図版　朝日メディアインターナショナル株式会社
印刷・製本　中央精版印刷株式会社

ISBN978-4-86581-092-9